치료하지 '않고' 전립선암에서 살아남기

치료하지 '않고' 전립선암에서 살아남기
지은이 고영휘
발행일 2023년 11월 15일 초판 1쇄
발행인 최외출
발행처 영남대학교 출판부
경북 경산시 대학로 280
전화 053-810-1801~3
팩스 053-810-4722
book.yu.ac.kr
출판등록 1975년 9월 5일 경산 제16-1호
ISBN 978-89-7581-877-6 03510

치료하지 '않고' 전립선암에서 살아남기

곧 남성 암 1위,
전립선암 검진과 치료의
21세기 표준전략

고영휘 지음

열린시선

머리말

대학병원의 진료를 흔히 '3분 진료'라고 한다. 실제로, 2020년에 한 대학병원의 외래진료 현황을 조사한 바에 따르면 비뇨의학과 외래진료 시간은 순환기 내과, 소화기 내과 다음으로 짧은 평균 3.69분이었다.[1] 노령화에 따라 비뇨의학 계열 질환의 환자 수가 많아지면서 그렇지 않아도 최근 10년간 전문의 부족 현상을 겪었던 진료 현장에서 인력 부족은 더 심화되었고, 전문의 한 명이 감당해야 하는 역할은 늘어났기 때문이다.

연구와 진료는 어떻게든 해결할 수 있지만 한정된 시간만 허락된 외래에서 정말로 중요한 내용만을 전달해도 도저히 3분으로는 해결할 수가 없다. 정보에 목마른 환자와 보호자들도 그렇지만 의사도 마찬가지다. 눈코 뜰 새 없는 대

1. 2020년 1~8월 서울대학교병원 외래진료 현황. 신현영 의원실 재구성. 출처는 연합뉴스의 기사로 아래를 참조. https://www.yna.co.kr/view/AKR20201011014800017

학병원 외래에서, 모든 검사를 마치고 수술이냐 수술 이외의 방법이냐를 결정하는 일은 매우 중요하다. 보호자들을 동반하여 내원한 환자들에게 검사 결과와 함께 '왜 그런지'를 충분하고 상세하게 설명하는 것은 길어진 대기 기간을 감안하면 다소의 용기가 필요하다.

전립선암은 새롭게 정립된 지식과 기존에 알려진 의학정보 간에 편차가 매우 큰 분야이다. 쏟아지는 수박 겉핥기식의 개론서가 아닌, 실제로 의료현장에서 적용되고 충분히 참고하여 궁금증을 풀어줄 만한 전문성을 갖추면서도 의학적 지식이 없는 사람들이 쉽게 읽을 수 있는 서적이 없을까 고민했다.

오랜 기간 진료 현장에서 이런 책이 있었으면 좋겠다고 느껴오긴 했지만 마땅한 책을 찾을 수 없었다. 그래서 직접 써보기로 마음먹었다. 보편적으로 대중화되었다고 볼 수 없는 일선 의학 분야에 대한, 그것도 최신 연구를 망라한 책을 직접 쓰는 것은 처음 예상보다 훨씬 어려웠다. 초고는 석 달 정도의 작업을 거쳐 2021년에 완성했다. 그러나 전문의학 종사자가 아닌 사람들이 보기에는 지나치게 어려운 표현들이 난무했고, 퇴고에 6개월이 걸렸다. 그 후 또 몇 달을 할애하여 독자에게 효과적으로 내용을 전달하기 위해 그림을 추가하고, 참고 논문을 첨삭하였으며, 표현 방식을 계속 바꾸어야 했다. 2022년 출판을 예정하였지만, 작업을 하다 보니 매년 연말에 발표하는 국가 암 통계와 통계청 자료의 최신 버전을 추가해야 생명력이 길어질 것으로 보여 보충하였다. 결국, 결심한 때로부터 2년이 지나서야 책이 나오게 되었다.

지난 2년간은 일반인의 입장에서 의료정보를 바라볼 좋은 드문 기회가 되었다. 어떻게 하면 더 직관적이고, 더 잘 와 닿게, 논리적으로 매끄럽게 설명할 수 있을까. 환자와 보호자의 입장에서 가장 궁금해할 내용은 과연 무엇일까. 시간이 지나고 나서 보니 가장 후회되는 결정은 무엇이었는가. 이런 질문들이 지난 집필 기간동안 주된 고민거리였다.

수십 년간 저자에게 각인된 전문적인 표현을 독자에게 일상어로 풀어 설명하면서도 오해가 없도록 '순화'시키는 데는 많은 시간이 필요했다. 퇴고할 때마다 같은 문장을 수십 번 고쳐쓰기도 했다. 능력의 한계로 인해 고질적인 표현들이 지금도 엿보이지만, 이 정도는 개인적 문체로 독자들도 넘어가 주실 수 있을 듯하다. 한편으로, 저자가 확실히 알고 있다고 생각했던 내용에 대해서 다시 한번 문헌을 찾고 관련 내용을 복기하면서 게을렀던 공부를 채찍질할 훌륭한 계기가 되었다고 고백한다.

책을 처음부터 끝까지 써보고서야 사람들이 왜 서문의 마지막에 이런 감사의 글을 덧붙이는지를 깨달았다. 감사 인사의 순서를 기재할 수는 없는 일이기에 생각나는 대로 적는다. 먼저 전립선암이라는 분야로 나를 이끌어준 고려대학교 비뇨의학교실, 미국 GRI Global Robotic Institute의 파텔 Dr Vipul R. Patel, 일본 교베대학 비뇨의학교실의 후지사와 Dr Masato Fujisawa교수님을 포함한 국내외의 수많은 은사님과 동료들에게 감사드린다. 특히 알기 쉽게 전달하기 위해 까다로운 요청에도 흔쾌히 재능기부를 해주신 영남대학교 의과대학 연구지원실 관계자들에게 감사를 전한다. 가장 고마운 사람들은 그다지 쉽게 풀리진 않았던 나의 인생길을 신뢰와 사랑으로 묵묵히 뒷바라지해 준 부모님과 가족이다. 사랑스러운 아내 안현정, 장녀 고예운, 장남 고건희에게, 그리고 사랑하는 어머니 이순자, 아버지 고희석에게 바친다.

2023년 11월 23일

대명동에서

차례

서장

이 책의 제목에 대하여

전립선암 치료에서 수술의 역사는 생각보다 오래되지 않았다. 암 치료를 위한 수술이란, 대체로 그 암이 발생한 장기를 잘라내면서도 가급적 원래의 기능을 담당하는 핵심적인 부위는 건드리지 않는 것을 이상적인 목표로 한다. 예를 들어 한국인에게 대표적인 암으로 알려진 위암의 경우, 아주 초기라면 위내시경 시술을 통해 위의 기능을 거의 온전히 보전할 수 있다. 건강검진의 광범위한 시행으로 발생률이 급격하게 늘고 있는 신장암도 이전과 달리 '부분 절제술'이라는 방법을 통해 많은 경우에 수술 이전의 신장 기능을 유지할 수 있는 세상이 되었다.

그런데, 전립선암의 경우에는 비유하자면 복잡다단한 대도시 사거리의 한가운데쯤으로 생각할 수 있는 장기의 '위치'가 수술의 난이도를 높이는 핵심적인 요소다. 소변이 배출되는 통로인 요도의 일부이자 그 수문을 열고 닫는 역할을 하는 요도 괄약근[1]과 전립선이 바로 맞닿아 사실상 하나의 기능적 단위를 이루고 있다. 따라서 전립선암의 경우에는 암이 생긴 부위를 '잘라내는 것' 뿐만 아니라 괄약근

1. 마치 변을 제어하는 '항문 괄약근'처럼 '요도 괄약근'이라는 근육은 요도를 조여 주고 풀어주면서 소변이 새지 않도록 한다.

자체에는 해를 끼치지 않아야 하고, 여기에 더해 소변이 흘러가는 원래의 길을 '다시 만들어 내기'가 수술 과정에 반드시 포함되어야 한다. 모든 것이 유기적으로 움직이는 생명체에서, 원래 부여된 기능을 다시 만들어 내는 재건은 21세기의 의학 수준으로도 쉽지 않은 목표다(왼쪽 그림1).

전립선암에 대한 호르몬 치료 연구로 비뇨의학 분야에서 처음이자 마지막으로 노벨상을 받은 히긴스 박사Dr. Charles B. Huggins의 업적이 1966년의 일이다. 서구에서 전립선암이 주요한 암으로 인지된 지는 이처럼 상당한 시일이 흘렀건만, 당시까지만 해도 암이 발생한 전립선에 대한 직접적 수술 기법은 이러한 여러 난제 때문에 정립되지 못한 실정이었다.

그림 1. 전립선암 수술의 개념도

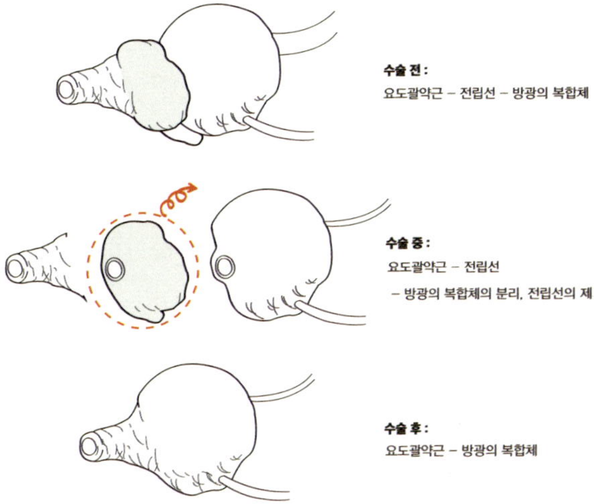

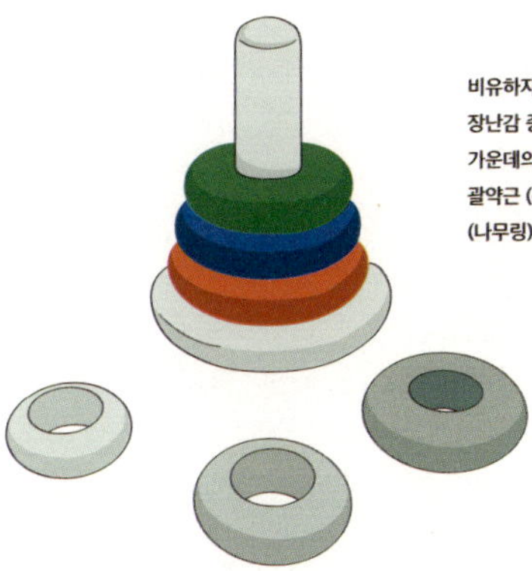

비유하자면, 전립선 수술은 유아발달기의 장난감 중 하나인 "링 끼우기"와 유사하다. 가운데의 전립선 부분 (파란색)만 빼 준 후, 괄약근 (녹색)과 방광 (빨간색)을 요도 (나무링)에 다시 잘 끼워주는 것이다.

다른 의학 분야와 마찬가지로 전립선암 수술에서도 수술 후 회복을 중요하게 여긴다. 의도치 않은 손상을 피하고자 가급적 전립선만 잘라내고 나머지는 그대로 보존하려는 경향이 강해지고 있다.

유방이나 갑상선처럼 피부의 바로 아래에 있는 장기와 비교하면, 전립선은 우선 목표를 찾아가는 것부터가 쉽지 않다. 사방이 단단한 뼈인 골반에 둘러싸여 있어서 위나 간, 담낭처럼 비교적 광활한 공간인 배를 통해서 직접 도달할 수 없다. 배 방향에서, 즉 창자들이 들어찬 복강peritoneum[2]을 통해 접근하자면 방광의 아래까지 들어가야 겨우 전립선에 이를 수 있다. 그나마도 수술자의 시야를 거의 배꼽 근처로 옮기지 않고서는 전립선의 전모가 온전히 보이지 않는다. 뼈로 둘러싸이지 않은 좁은 부위인 골반의 아래쪽으로 방향을 돌려 음낭 아래[3]의 공간을 이용할 경우에는 전립선에 바로 도달은 할 수 있지만 여자와 달리 남자는 이 부위가 좁고 깊다 여기를 이용한다고 수술의 난이도가 더 낮아지지 않는다(그림2).

2. 이 책에서는 교차검증, 그리고 보다 자세한 지식을 원하시는 독자들의 참조를 위해 전문적인 용어들을 동시에 표기했지만, 이는 어디까지나 상세한 이해를 위한 것이지 책을 읽어가는 데 있어 꼭 알아야 할 필요는 없다.

3. 회음부perinium라고 한다.

그림 2. 전립선암 수술에서 목표인 전립선에 도달하는 3가지의 대표적인 경로

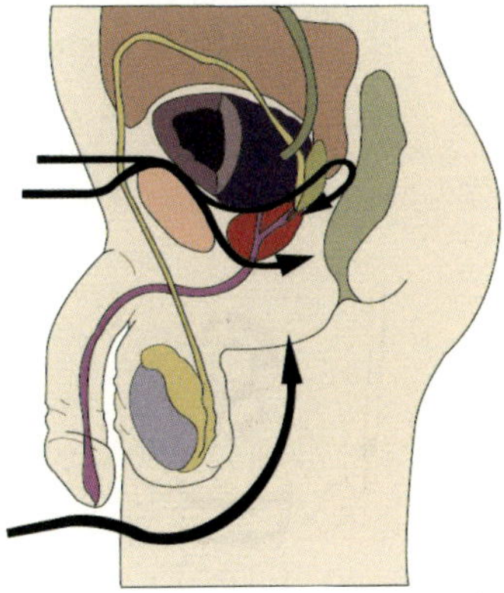

어디로 들어가든 좁은 공간에 다닥다닥 붙어있는 장기들 사이에서 전립선만을 골라 잘라내야 하니 만만치 않다.

그렇게 일차 목적지에 접근하더라도 이후의 과제들이 즐비하다. 골반 내부에서도 전립선은 방광, 항문, 요도의 한가운데에 자리 잡고 있고 바로 옆으로 온갖 신경과 혈관들이 지나간다. 창자의 원활한 운동을 위해 비교적 공간의 여유가 있는 복강peritoneum과 달리 골반 외의 장기들은 퇴근길에 꼬리를 물고 있는 자동차처럼 서로 다닥다닥 붙어 있다(다음 장 그림 3). 주변의 구조물들과는 종이 한두 장 정도의 틈새만이 있을 뿐이고, 요도나 방광과의 연결부위에는 이마저도 없는 하나의 연속적인 구조로 되어 있다. 그러니 수술자는 경계가 모호한 요도-전립선-방광 복합체 중 한가운데 부분인 전립선만 잘 골라내야 한다.

그림 3. 사거리 한가운데 서 있는 교통경찰 같은 전립선의 해부학적 위치

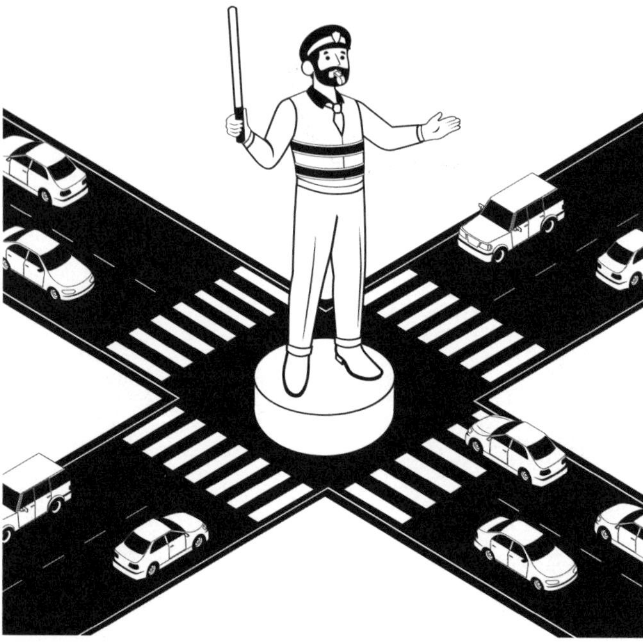

어떤 길을 가더라도 교통경찰을 가로질러 도달할 수밖에 없다.

수술은 환자를 마취해 놓고 하는 것이니 제한된 시간 이내에 신속하게 마치려면 목표의 크기나 성질이 뚜렷이 구분되는 편이 좋다. 이 점에서 보면 전립선은 크기에서부터 불리하다. 성인의 경우, 정상 전립선의 일반적인 크기는 무게로 20g인데, 편의점에서 구입하는 야쿠르트 한 병이 65g임을 감안하면 그 크기를 실감할 것이다. 더구나, 전립선의 바로 위쪽에는 큰 혈관[4]이 마치 덩굴처럼 휘감으면서 지나간다. 이 혈관은 '손대면 톡하고 터질 듯' 자칫 피가 나기 시작하면 어디가 목표인지 알아보기도 힘들게 된다.

출혈의 위험을 용케 피해 가면서 일차 목표인 전립선을 완전히 제거했다고 치자. 여기까지는 어떤 장기든 암 수술이라면 대체로 겪는 과정이다. 다른 수술과 차별되는 전립선암 수술의 진정한 난제는 여기서부터 비로소 시작된다. 전립선의 바로 위에 있는 방광에 모여 있던 소변은 전립선을 거쳐 요도로 연결된다. 중간에 위치한 전립선이 수술로 없어져 버렸으니, 방광과 요도를 확실히 연결해 주어야 한다. 좁은 시야와 한정된 공간에서 꼼꼼하게 봉합해야 하고, 이 봉합의 완전성과는 별도로 회복 과정에서는 수도꼭지 역할을 하는 요도 괄약근의 기능이 회복되어야만 환자는 비로

4. 이를 배부 정맥총Dosal venous reflex이라고 한다.

소 요실금에서 완전히 벗어날 수 있다.

방법과 수술자에 따라 차이는 있지만, 수술법의 발전으로 이전에 비해 그 기간이 상당히 단축되었다. 다만, 많은 경우 시간이 지나면 회복되는 요실금과는 반대로, 전립선의 원래 역할인 사정 기능의 상실은 원 장기를 대체할 수 있는 수단이 없으니 수술 후에는 회복이 불가능하다. 전립선암은 장·노년층에서 많이 발견되므로 대부분의 환자가 적지 않은 나이이긴 하지만 인간의 기본적 욕구라는 관점에서 수술 이후 환자의 성(性)은 여전히 고민하게 만드는 지점이다.

여기까지가 전립선암에 대한 현대적 수술의 개척자인 존스 홉킨스 병원Johns Hopkins Hospital의 페트릭 왈쉬 교수Dr. Patrick Walsh가 1970년대에 이 분야에 대한 본격적인 연구를 시작했을 때 맞닥뜨린 상황이었다. 오랫동안 전립선암 환자들과 비뇨의학과의 암 수술전문 의사들을 난처하게 만든 이들 문제의 해결을 시도하면서, 그는 우선 다른 전문분야 의사들과의 협업을 통해 그 당시까지 명확했던 전립선에 대한 해부학적 기초지식을 재정립했다. 그렇게 알게 된 전립선의 구조를 근거로 1980년대에 안전하고 확실한 수술 방법을 고안해 냈다.

시의적절하게도, 이 시점에 미국에서는 전립선암의 선별검사[5]인 PSA(전립선 특이 항원Prostate Specific Antigen)의 보편화로 인해 전립선암 환자 수가 폭발적으로 늘기 시작했고, 수많은 사람이 페트릭 왈쉬교수가 개발한 방법으로 수술을 받을 수 있게 되었다. 오늘날 그는 비뇨의학 분야에서 가장 권위 있는 캠벨 비뇨의학 교과서 Campbell-Walsh's Textbook of Urology의 대표 저자로 아직도 일선에서 학술 활동을 이어가고 있다.

미국의 일반 대중들에게 왈쉬교수Dr. Patrick Walsh의 이름을 각인시킨 것은 의학적으로 탁월한 업적뿐만 아니라 일반인의 눈높이에 맞추어 전립선암에 대한 치료전략을 소개한 책에 기인하는 바가 크다. 그가 2001년에 펴낸 '전립선암에서 살아남기Guide to surviving prostate cancer'는 출간과 동시에 미국에서 베스트셀러로 진입하였다. 2022년 현재도 대표적 온라인 서점인 '아마존'에서 해당 분야 5위로 랭크되어 있다(그림 4). 80년대부터 급격하게 증가하여 90년대 중반부터는 압도적인 1위의 남성 암으로 자리매김

5. 어떻게 하면 보다 쉽게 특정 환자를 구분해 낼 수 있을까라는 관점에서, 확정까지는 아니지만 의심되는 환자를 비교적 간편하게 알아낼 수 있도록 고안된 검사를 선별검사 screening test라고 한다. 전립선암의 경우 PSA가 대표적이며, 2장에서 자세히 설명한다.

한 전립선암에 대한 이 책의 등장은 수술법의 개발과 마찬가지로 시의적절했다고 할 수 있다.

그림 4. '전립선암으로부터 살아남는 법(Guide to surviving prostate cancer)

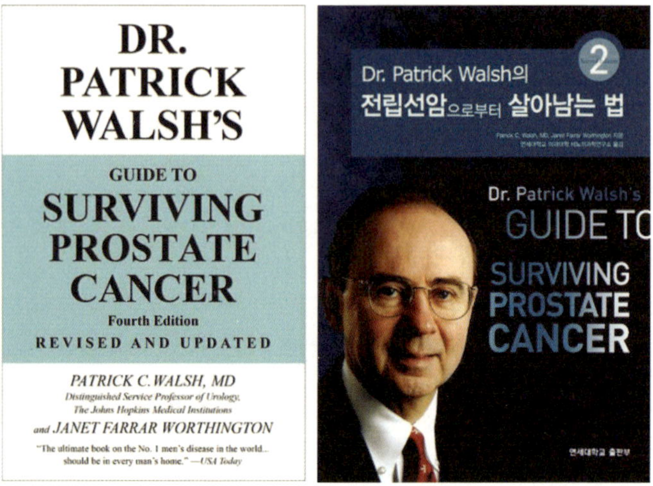

2001년 초판 발행 [오른편], 2005년 한글판 발행 [왼편]의 저자 패트릭 왈쉬 교수(Dr. Patrick Walsh)

이 책은 전립선암에 대한 당대의 지식을 망라하여 전립선암에 대한 사회적 인식을 개선하는데 크게 이바지하였다. 우리나라에서도 '전립선암으로부터 살아남는 법(2005, 연세대학교 출판부)'이라는 제목으로 소개 되었다. 그러나 출판된 지 20년이 지난 현재 시점에서는 제목의 해석에서부터 상당한 오해를 낳을 소지가 다분히 있다. 첫 번째는 모든 전립선암을 '생존' 걱정을 해야 할 정도의 공격적인 암으로 규정하는 듯한 맥락 때문이고, 두 번째는 살아남기 위해서 무엇인가를 해야 할 것만 같은 '적극성'을 주문하는 분위기 때문이다.

21세기는 온갖 정보들이 넘쳐나는 시대이다. 대부분의 사람들은 책을 직접 읽어 보기보다는 제목과 저자 등의 간단한 정보만으로 내용을 판단해 버리기 십상이다. 때문에 이 제목은 집필 당시에는 최신 자료에 근거하여 이 분야에서 가장 권위 있는 전문가로서의 입장이 충실히 반영되었다고 하더라도, 오늘날의 여러 자료가 제시하고 있는 전립선암에 대한 이해와는 거의 반대되는 견해를 제시하고 있다. 나아가 아래와 같은 이유로 인해 당시 저자의 의도와 달리 현시점에서는 소위 '낚시'로 읽힐 가능성이 있다.

첫째는 전립선암의 이질성heterogeneity 때문이다. 비록 같은 이름으로 불리지만 전립선암에는 공격성이 매우 낮은 암에서부터 매우 높은 암까지 다양한 편차가 존재하는데, 그 경과가 판이하다. 공격성이 낮은 전립선암환자와 공격성이 높은 전립선암 환자는 마치 전혀 다른 암에 걸린 사람으로 여겨질 정도다. 그러니, 옆 동네에 사는 8촌 형에게 발견된 전립선암에 적용된 치료 방법은 병기가 같다고 해도 나에게 똑같이 적용될 수 없다. 일반적으로 암의 위험도는 병기[6]로 구분한다. 병기는 1기니 4기니 하는 병의 진도 즉 암의 공격성을 나타내는 지표로 가장 보편적이다. 그런데, 같은 병기에도 취급방식이 다르다면 대체 무엇을 기준으로 그 성격과 편차를 결정한단 말인가?

전립선암은 서로 다른 공격성을 가진 세포들의 집합체이다. 이전 세대에 암 치료의 결정에서 주로 사용되었던 병기라는 단일한 지표가 아닌 여러 성질을 보여주는 자료들을 취합하여 종합적으로 전이와 진행의 위험도를 판단하는 경향이 보편화되었다. 이를 위험도 분류체계risk-stratification라고 하는데, 전립선암의 경우 크게 저위험low-

6. 전문 용어로 stage라고 한다.

risk/중간위험intermediate-risk/고위험high-risk의 세 단계로 나누어 위험도에 맞는 치료 전략을 권한다. 예를 들어, '저위험도' 전립선암의 경우 아주 젊은 시기에 발견되지 않는 한 수명에 영향을 미치지 않는다. 따라서 암치료의 수고로움을 감내할 보람도 크지 않다. 다소 거칠게 일반화하자면, 저위험도 암은 치료보다 관찰을 우선하는 것이 합리적일 수 있다. 반대로, '고위험도' 전립선암의 경우에는 전이와 진행의 가능성이 높고, 이 때문에 생명을 좀먹을 가능성이 있다. 이런 상대는 다소 부작용이 있을지언정 장래에 위험을 초래할 수 있는 병변을 적극적으로 공격해서 없애버리는 것이 좋다.

이처럼 오늘날의 전립선암은 그 이질성에 주목하여 종합적인 위험도를 먼저 파악하고,[7] 저위험도인지 고위험도인지에 따라 완전히 다른 치료 전략을 선택하게 된다. 이러한 배경에서, 전립선암의 성질을 통틀어 일반화하는 뉘앙스는 현시대의 독자들에게 오해를 불러올 소지가 있다.

전립선암의 위험도는 개별 환자에 대한 것이지 집단적 평가의 대상이 아니다. 그러나 거시적으로 전반적인 경향을

---

7. 구체적인 분류의 방법은 4장에 상세히 소개한다.

살펴보면, 오래전부터 전립선암에 대한 대표적인 선별검사 screening test인 PSA검사가 보편화된 미국 같은 나라에서는 저위험도 암은 전체 전립선암의 대략 절반 정도까지로 추정된다.[8] 그런 맥락에서는 '살아남기'라는 제목은 다소 과하게 읽힐 수 있다.

반면에 3장에서 자세히 살펴보겠지만, 아직 이 검사는 우리나라에서는 대중적으로 시행되고 있다고 보기는 어렵다. 2023년 현재 시행되는 국가암검진이나 건강증진 사업으로 이루어지는 일반 검진에서 PSA검사는 포함되어 있지 않기 때문이다. 이런 정황을 고려하면 저위험도 암은 우리나라에서 고위험도 및 중간 위험도 전립선암보다는 훨씬 적으리라 추정된다.

왈쉬 교수Dr. Patrick Walsh의 책 '전립선암에서 살아남

---

8. 위험도 분류 체계에 근거한 전립선암의 공격성의 변화는 2000년대 초반 미국에서 보고된 다수의 관찰 연구를 근거로 한다. 대표적인 문헌은 2003년에 출판된 아래의 미국의 전국적 보험자료에 기반한 연구이다. 고위험암은 1989-1990년 사이의 조사에서 전체 전립선암의 40.9%를 차지하고 있었으나 약 10여 년이 경과한 2001-2002년 사이의 조사에서는 14.8%로 급감하였고, 반대로 저위험암의 경우에는 31.2%에서 47.7%로 유의하게 증가하여 전체 암의 절반 정도를 차지하게 되었다고 보고하고 있다.

Cooperberg MR, Lubeck DP, Mehta SS, Carroll PR; CaPSURE. Time trends in clinical risk stratification for prostate cancer: implications for outcomes (data from CaPSURE). J Urol. 2003 Dec;170(6 Pt 2):S21-5; discussion S26-7.

기'의 주요 자료가 만들어진 90년대 미국의 연구들은 PSA 검진이 막 활성화되기 시작하던 때 발표된 것들이다. 당시의 고위험도 전립선암은 아마 오늘날의 우리나라 고위험도 암의 비율과 유사할 것으로 여겨진다. 즉, 90년대의 서구의 자료를 기반으로 이 책이 저술된 2000년대 초까지 전립선암은 생존을 걱정해야 하는 공격적인 암이 다수를 차지하고 있었다. 그러나 그로부터 20년이 지난 현재 미국에서는 공격성이 현격히 약한 저위험도 암이 다수를 차지하고 있으므로 '살아남기'라는 표현은 전립선암의 일반적 성질로 규정하기엔 다소 지나친 측면이 있다.

다음으로 둘째, 치료전략의 다변화multidisciplinary를 들 수 있다. 과거에는 병기stage에 기반해서 그 병기에 가장 효과적인 한 가지 치료 방법을 선정하여 집중적으로 치료하는 것이 주된 방침이었다. 현재는 이와 달리 서로 다른 효과를 가진 여러 개의 치료전략을 한데 묶어 입체적으로 치료하는 경향이 표준이다. 주로 고위험도 암에서 이러한 경향이 두드러지는데, 예를 들어 2기 암에 대한 수술로 전립선을 잘라낸 이후 그 잘라낸 조직을 현미경으로 관찰하여 고위험 전립선암이라는 것을 알게 되었다면 수술에서 회복된

후 방사선 치료를 추가하고, 일정한 기간 호르몬 치료도 함께 사용하는 방식이다. 과거에 방사선 치료는 주로 3기 암에서, 호르몬 치료는 전이가 일어난 4기암에서 사용된 점을 감안하면 현재는 이처럼 다양한 복합적인 치료기법을 동원하고 있다.

그렇다면 저위험도 암에 대한 치료방침은 무엇인가? 우리나라에서 전립선암에 대한 표준적 진료지침이 최초로 제안된 15년전만 해도 저위험도 전립선암에 대한 교과서적인 치료 방법은 수술이었다. 그러나, 지금까지 소개한 대로 전립선암 치료를 위한 수술의 발전사는 결코 오래전의 일이 아니며 수술 후 회복을 증진하고 부작용을 최소화하기 위한 노력이라는 점에서 수술 기법의 발전은 현재진행형이라 할 수 있다. 어려운 수술을 했건만 시술 한 보람까지 없다면, 구태여 수술을 먼저 권고하기는 어려울 것이다. 그런데, 저위험도 암일 경우 전립선암으로 사망에 이를 가능성이 적으니 수술을 미루고 기다려 보자는 결론에 도달할 수도 있다.

이러한 두 가지 이유로 현시대의 저위험도 암에 대하여 우선적으로 권고되는 치료 방식은 달라졌다. 기존의 암 치료에서 상식처럼 여겨졌던 수술적 제거, 방사선을 이용한

괴사, 항암제를 이용한 사멸 등 특정 부위를 공격하는 전략이 아닌, 소위 '적극적 감시(Active surveillance, AS, 이하 AS로 표기)' 요법이다. 적극적 감시AS란 말 그대로 당장 전립선암에 대해서 어떠한 내·외과적 조치를 하지 않고 일단 지켜보다가 암의 덩어리가 커지거나 공격성이 증가하는 경우 즉, 질과 양이 처음과 비교하여 달라질때 작전을 바꾸어 완치 목적의 적극적인 공세로 전환한다는 뜻이다. 이 전략을 처음 접하는 대부분의 독자는 충분히 치료할 수단이 있는데 왜 비용을 들여 감시만 하자는 것인지 이해하기 어려울 수도 있다. 이 책을 읽어 나가면서 이 전략에 대해서 차차 수긍하게 될 것이다. 그것이 이 책을 집필하게 된 필자의 첫 번째 의도이다.

혹자는 또 다른 걱정할 수 있을 것이다. 그래도 지금 발견된 암은 나중에 위험해질 수 있으니 미리미리 손 봐주는 것이 만약을 위해서라도 더 확실하지 않냐고. 이러한 믿음은 환자들과 마찬가지로 의사들도 오랜 기간 동안 견지해 오던 것이었다. 아무리 확실한 방법으로 치료하더라도 나중에 재발과 전이가 발생할 수 있는 암이라는 질환의 특성상 의료적 판단의 결과에 대해 일정한 책임을 요구받게 된다. 그러니,

나중에 어찌 될지를 장담할 수 없는 병에서 잠재적 위험 요소를 미연에 제거할 수 있고 그 성질에 대한 분석이 가능한 수술을 일차적으로 선호할 수밖에 없는 입장에 있는 것이다.

상황이 이러하다 보니 실제 진료 현장에서는 적극적 감시AS를 수술과 동일한 위치에서 설명해야 할지 갈등이 생길 수 있다. 혹자는 적극적 감시AS를 진지한 선택지라기 보다는 개인적 신념에 따라 선택할 수도 안 할 수도 있는, 일종의 취향의 문제 정도로 취급하곤 했다. 그러나 의학 연구에서 가장 높은 신뢰성을 제공하는 무작위 대조군 연구 Randomized clinical trial; RCT[9]를 통해 저위험도 암에서는 적극적 감시AS 만으로도 수술, 방사선 치료, 국소 치료 등의 기존 치료 기법들과 유사한 생존 효과를 거둘 수 있음이 2000년대 후반부터 지속적으로 알려지면서 의학계도 점차 이를 수용하기에 이르렀다. 어떤 방식이든 고전적 암치료에 수반되기 마련인 부작용의 발생을 근본적으로 회피함으로써 삶의 질을 유지할 수 있다는 점이 이 전략의 가장 큰 매력이다. 특히 전립선 고유의 기능, 특히 해부학적 위치로 인해 부정적 영향을 받을 수밖에 없는 사정 등의 성 기능을 유지할 수

9. 5장에서 자세히 설명한다.

있다는 것은 이 방법을 통해서만 얻을 수 있는 중대한 이점이다.

환자들은 전립선암이라는 진단을 받은 후, 앞으로 벌어질 수 있는 치료에 대한 두려운 마음을 안고 대학병원의 암센터와 진료실을 두드린다. 그런 환자들에게 이 정도 위험도의 암은 적극적 치료보다는 관찰만 하는 것이 더 좋겠다고 차근차근 설명하는 것은 여러 장점에도 불구하고 도리어 많은 시간과 정성을 할애해야만 가능한 일이다. 오랜 검사와 상담 끝에 설사 본인은 동의하더라도 다음 방문 때는 가족이나 친지, 친구 등의 조언과 설득에 의해 결국에는 수술을 해달라고 부탁하는 환자들도 많았다. 어느 날 예고 없이 방문하여 '실은 서울의 다른 병원에서 수술받았노라'고 도리어 미안해하는 환자도 더러 있었다.

그러나 적극적 감시AS를 지지하는 의학적 증거들이 점점 더 강력해지고, 몇 년 전부터는 가장 권위 있는 국내외의 진료지침들에서도 이 방법을 저위험도 암 치료의 일 순위로 올려놓기 시작했다. 필자 또한 수년 전부터, 진료 시간이 다소 걸리더라도 기존의 관성에서 벗어나 수술이나 방사선 치료를 먼저 떠올리는 환자들을 한번 설득해 보겠노라고 다짐

했다. 그때부터, '3분' 진료로 표현되는 대학병원의 진료패턴이 무색하게도, 나의 진료실에서 이런 분들은 '30분' 진료를 받곤 했다. 물론, 다음번 환자의 늘어난 대기시간에 대한 불평은 감수해야 했지만.

적극적 감시AS의 본질은 암과의 동행이다. 이 정도의 변화는 감당할 수 있을 만한 것이고 우리나라와 일본에서 대부분의 전립선암의 발생은 장·노년 세대에서 발생하고 있으니 당장의 치료보다는 앞으로 어떻게 될지 잠깐 두고 보자는 얘기다. 오해하지 않아야 할 것은 환자의 나이가 많으니 치료하지 않는다는 식의 방관이 아닌, 엄연히 암으로부터의 '완치curative intention'를 목표로 하는 전략이라는 점이다. 앞으로 살펴보겠지만, 이렇게만 하더라도 10년간 대략 절반 정도는 의미 있는 변화가 없었고 혹시나 암의 공격성 변화가 관찰된 경우 바로 적극적 치료로 전환하여 늦지 않게 치료받을 수 있었다. 중간에 마음이 바뀌어 수술이나 방사선 치료로 전환한 경우에도 치료의 동기가 있고 이미 오랫동안 의료진들과 상담해 오던 터였으니 만족도도 더 높았다.

이런 맥락이라면, 부작용을 대신 겪을 것도 아니면서

의학적으로 반드시 필요하지 않은 저위험도 암에 대해 적극적 치료를 권장하는 것은 어떤 의미에서는 오지랖을 넘어선 타인의 인생에 대한 '전지적 참견'일 수 있다. 더구나 전립선에 대한 어떤 방식의 치료들 간에 타인은 간섭하기 어려운 성생활의 불리함 혹은 상실, 운동 시의 간헐적 요실금, 방사선 치료의 경우 혈뇨나 혈변과 같은 부작용을 환자가 오롯이 감내해야 한다는 사실을 감안하면 더더욱 그러하다. 이 모든 상황은 조언자들이 원래부터 의도했던 것이 아닌, 우리의 빠듯한 진료 현실에 때문에 충분한 정보가 전달될 시간이 부족하다 보니 생겨난 오해일 가능성이 크다. 누군들 서로에게 도움이 되는 말을 해주고 싶지 않겠는가.

이 동행은 처음으로 해보는 경험이기에 어색하다. 당장은 수술이라는 부담을 피할 수는 있음에 안도하지만, 시간이 지나면서 개운함보다는 불안함을 가지고 적극적 감시AS에 임하게 된다. 그러다 보니, 본인의 의사와 달리 수술이나 방사선 치료 등을 권장하는 주변의 지인들, 친지들의 말에 쉽게 흔들리게 된다. 의사 말을 잘못 알아들은 것은 아닐까, 이 의사가 잘못 알고 있는 건 아닐까, 오래전 잘못 알려진 지식을 근거로 덜컥 잘못 결정을 내린 건 아닐까. 불안해진다.

그러나 3개월마다, 혹은 6개월마다 적극적 감시AS가 진행되는 검사를 통해 암이 성장하지 않고 공격적으로 바뀌지 않았음을 확인하면서 점차 적응해 나가게 된다.

실무적 차원에서 적극적 감시AS의 실상은 암의 내부에서 일어나는 변화에 대한 주기적인 피검사, 정밀한 프로토콜로 시행하는 영상 검사, 분업화된 전문가들에 의해 엄격하게 수행된 개별적 판단의 집합체이다. 이러한 수단으로 인해 이 동행은 환자나 의사 혼자 책임을 지고 위험을 감당해야 하는 모험이 아닌, 현대 의학이 제공하는 문명의 이기들을 한쪽 편에서, 또 심리적 지지와 더불어 만약을 위해 눈에 불을 켜고 감시하는 의료진을 반대편 쪽에 두고 같이 걸어가는 '어깨동무하고 걷기'에 비유할 수 있다(그림 5).

암에 대한 막연한 두려움에서 벗어나면서 불안은 조금씩, 그러나 확실히 사라진다. 차곡차곡 쌓여가는 검사 결과와 영상자료들로 인해 자신의 전립선암이 오랫동안도 변하지 않음을 인지하면서, 신뢰가 은밀히 마음 한구석에 자리잡고 있었던 불안을 대체하게 된다. 의료적 관점에서 적극적 감시AS는 의학이 충분히 진보한 다음에야 비로소 가능해진, 오늘날 의학의 발전상을 보여주는 자신감의 표현이기도 하다.

그림 5. 적극적 감시Active surveillance의 본질

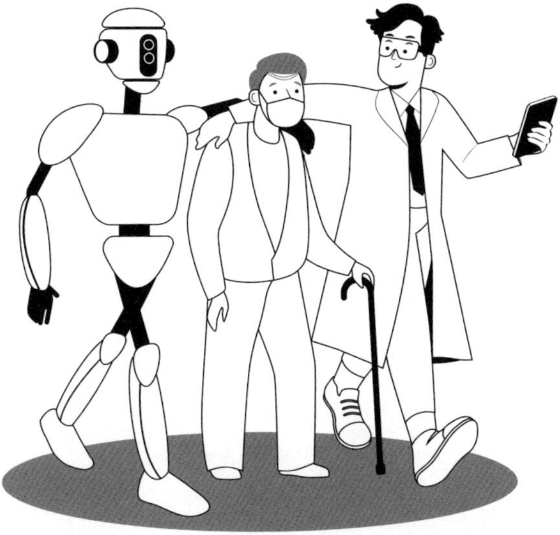

AS의 본질은 환자와 어깨동무하며 걷기에 비할 수 있다. 의료진, 환자, 정밀 의료를 가능케 하는 현대적 검사 도구들 간의 신뢰와 협조가 그 핵심이다.

이런 점들이 필자가 이 책을 쓰게 한 계기가 되었다. 나이, 개개인의 성격, 성향, 가치관과 전립선암의 특성에 맞춘 치료 전략을 논의하기 위해서는 3분 진료의 틀을 깨고 자세하고 설득력 있게 설명할 자료가 필요했다.

이러한 연유로 인해, 이 책의 제목은 '전립선암에서 살아남기' 보다, "치료하지 '않고' 전립선암에서 살아남기"가 되었다. 독자들의 오해를 막기 위해 다시 한번 분명히 밝혀둘 것은, 적극적 감시AS는 모든 전립선암 환자에게 통하는 전략이 아니라는 점이다. 이는 저위험도 암에서만 검증된 전략이지 중간위험도에서는 단편적으로만 시도되고, 고위험도에서는 절대 시도되어서는 안 되는 방법이다.

PSA검사 빈도의 증가에 따라 앞으로 우리나라에서 저위험도 암은 점차 많아질 것으로 예상된다. 특히, 당장의 수술로 인한 손익 판단이 쉽지 않은 고령 환자는 이 전략에 익숙해질 필요가 있다. 전립선암 수술은 통상 기대여명이 5년~10년이 남았다고 생각되는 경우에 권고하기 때문이다. 이 방법은 발견된 암의 성질이 애매한데도 처방하는 만병통치약이 될 수는 없다. 개인적으로 수술은 10여년 전의 진료지침에서는 권장하지 않았던 고위험·고병기암에서 오히려 적극적으로 시행하고 있다. 수술은 바로 이런 때 하는 것이다.

다소간의 부작용이 있을 수도 있지만, 수명을 갉아먹을 수 있는 질환을 앞에 두고 충분히 이를 감수하고도 감행할 만한 가치가 있을 때. 오히려, 필자는 전립선암 수술에 절대 반대하지 않는다. 전문의로서 필자는 대부분의 시간을 전립선암을 포함한 비뇨종양분야에서 로봇수술을 시술하고 치료성적을 개선하는 데 보냈다. 이 방법의 장점을 어떻게 극대화하면 더 빨리 회복되고 부작용 빈도를 줄이며 장기의 원래 기능을 가급적 보존할 수 있을까를 궁리하고 있다.

로봇수술로 대표되는 오늘날의 현대적 전립선암 수술은 도입 이전에 비해서도, 그리고 4세대 수술 기구에 이른 현재에 있어서는 초창기에 비해서도 더 빨라지고, 안전해졌다. 또한 부작용이 덜 생기니 의학적으로 필요하다면 주저 없이 시행될 수 있다. 마취와 수술의 위험도를 많이 감내해야할 고령 환자에서도 대부분의 경우 수술은 안전하게 시행될 수 있고, 요실금은 이전의 방법들에 비해 빠른 시기에 극복될 수 있다. 분명히, 성 기능적 측면에서는 전립선 고유의 기능 상실에 따른 불편함은 어쩔 수 없으나, 왈쉬 교수 Dr. Patrick Walsh에 의해 현대적 전립선암 수술이 처음 개발되었던 80년대에 비한다면 요실금을 비롯한 배뇨에 관련된 문제는 많은 경우 비교적 조기에 극복된다. 오히려, 장·노년의 상당수에서 겪게 되는 소변이 잘 나오지 않는 증상의 전립선 문제는 수술 이후에는 거의 사라진다. 배뇨가 불편한 경우에는 그러니 수술이 방사선 치료보다 우선한 방법이 될 수도 있다. 사람마다 차이가 있겠지만, 성 기능 보존은 장·노년에게 다른 것보다 우선하는 가치가 아닌 경우가 많다. 보존이 필요한 경우에는 여러 가지 음경 재활프로그램을 통해 수술 전과 유사한 정도의 발기능 회복이 가능함은 여러 관련 논문들이 검증하고 있다.

어떤 경우에 수술이 더 필요한지, 어떤 경우에 적극적 감시AS가 더 적절한지를 의학적, 심리적 득실을 종합적으로 따져보아야 한다. 이러한 연유로, 이 책에서는 한 가지 치료 방식의 설명에 집중하기보다는 의학적 견지에서 고위험 등의 중요한 암을 그렇지 않은 경우와 어떻게 구분하고, 무엇을 근거로 치료 방침을 결정하는지를 설명하는데 더 무게를 두고자 하였다. 어쩔 수 없이, 제대로 된 이해를 위해 일견 복잡해 보이는 그림과 표들이 등장하지만 가급적 필수적인 정보들만 골라서 실으려 노력했다. 의료인이 아닌 분들의 눈높이에 맞추고자 노력했지만, 개념의 생소함에서 오는 낯섦 또한 분명히 있으리라 생각한다. 그럼에도 이를 통해 나무가 아닌 숲을 관망하는 안목을 독자들이 가질 수 있기를 희망한다.

어렵다고만 막연히 인식되는 의학은 생명과 직결된 당면한 문제를 해결하기 위한 당대의 합리적 노력과 이에 대한 엄격한 검증의 반복이다. 논리적 흐름만으로도 현재의 치료 경향을 이해할 수 있음을 그간 필자의 진료실을 거쳐간 환자와 보호자들의 반응을 보고 들으며 깨닫게 되었다.

판단은 전문가가 하고, 환자는 따라갈 뿐인 시대는 끝났다. 21세기가 시작된 지도 20여 년이 지났건만 임상 의학의 세계는 아직 전문성을 지닌 철옹성으로 일반인들에게는 낯설다. 개인적 경험에 기인한 비전문적인 식견이나 검증되지 않은 비전문가의 오래전 단편적 지식에 근거한 견해가 의외로 현시점에서도 인터넷에서 얻을 수 있는 정보의 대부분인 경우도 많다. 이 분야에서, 필자는 독자를에게 나는 그간 진료실에서 시도했던 '이해에 기반한 결정shared decision-making'[10] 이라는 방식으로 풀어가려 한다. 세상 모

10. Shared decision-making은 '공유의사결정' 정도로 번역할 수 있다. 이전 세대에서 의학적 결정은 의사가 하고 환자는 따를 뿐인 일방통행적 경로를 통해 결정되었다면, 공유의사결정 모델에서는 어떤 의학적 결정에 대해서 몇 가지 치료 옵션에 대해 장, 단점에 대해서 의료인이 설명하고 환자의 선호도와 상황 등을 바탕으로 환자 및 보호자와 충분히 상의하여 결정하게 된다. 최근에는 전립선암에서 가장 기본적인 검사인 PSA검사에 대해서도 공유의사결정 방식을 따라 검사의 잠재적 위험도 이득에 대해서 저울질

든 것이 그렇지만, 무릇 한번 알게 되면 그때 보이는 것은 그전과 같지 않다. 그러므로 이해에 기반한 결정은 생명을 담보로한 암과의 사투에서 더욱 가치 있는 과정이 될 것으로 확신한다.

먼저, 전립선암이 얼마나 흔한 암인가에서부터 시작하고자 한다. 아마도 당신이 생각한 것보다 훨씬 흔하고 많다는 데 놀랄 것이다. 이미 공신력 있는 여러 예측지표는 공통적으로 전립선암이 우리나라에서 수년 내에 남성에서 가장 흔한 암이 될 것으로 전망한다. 증상적인 측면에서 오늘날 환자의 대부분을 차지하는 비전이성 암은 흔히 알려진 전립선 비대증과 구분할 만한 차이가 없다는 것도 알아 두어야 할 상식이다. 지금부터 전립선암을 논리와 과학적 근거라는 프리즘을 통해 문제를 해결하는 현대 임상의학의 세계로 들어가 보도록 하자.

하고 최종적인 판단에 이르도록 현대의 여러 진료 지침에서는 권고되고 있다.

1장

고령화 시대, 21세기 대한민국에서 전립선암은 대표적인 남성 암이 되다

2020년 우리나라 65세 이상 남성에서
두 번째로 많은 암,
2030년 대한민국에서 두 번째로 많을 암

바야흐로 의학 정보가 범람하는 시대이다. 이전에는 비교적 까다로운 예약 절차와 긴 대기 시간의 수고로움을 거쳐 만난 전문 의사에게서만 얻을 수 있었다. 그나마도 3분 이상을 할애하기 어려운 우리 의료현실에서 제대로 궁금증을 풀지도 못한 채 진료실을 떠나야 했다. 이젠 멀게만 보였던 전문적인 지식을 시간과 장소에 구애받지 않고 인터넷과 동영상을 통해 쉽게 접할 수 있는 시대가 되었다. 이렇듯 정보에 대한 검색과 접근성은 오늘날 비할 데 없이 개선되었지만, 문제는 신뢰성에 있다.

의학적 검증을 필요로하는 사안에서 어떤 진술이 맞는지, 틀린지를 판단하는 과정은 생각보다 쉽지 않다. 여타 학문과 마찬가지로 의학도 어떤 전지적 존재에 의해서 일순간 한가지 방향으로 생겨난 것이 아니다. 어떤 사안에 대해 서로 정반대의 견해를 가진 집단들 사이에서 의견 대립이 생겼을 때 과학적 방식을 통해 최선의 답을 찾아내는 방식을 통해 서서히 진화해 온 결과물이다.

과학의 다른 영역과 달리 의학에서 잘못된 판단은 환자들의 생명을 직접적으로 단축시키게 되고 이런 일은 한번 벌어지면 되돌릴 수 없다. 따라서 의학은 판단의 정밀도를 높이기 위한 조치가 여타의 학문보다 좀 더 엄격하다. 그러니 특정 사안에 대해 처음부터 명확하게 해답을 알 수 있는 경우란 거의 찾아보기 어렵다. 여기에 더해, 문제를 복잡하게 만드는 것은 당대의 의학적 사실 규명에 대한 탐사의 속도이다. 실험을 통해 답을 추정하더라도 최종적으로 환자의 수명이 연장되거나 삶의 질이 개선되어야 한다. 그러므로 진행이 비교적 느린 질환의 경우에는 지식의 발전에 긴 시간이 걸릴 수밖에 없다.

그럼에도, 그다지 길지 않은 근·현대 의학의 역사 속에서 특정 질환의 진단과 치료는 시시각각 바뀌고 있다. 어제의 표준적 치료가 오늘은 잘못된 방법으로 밝혀지는 경우도 허다하다. 가속도가 붙었다고 할 정도로 새로운 연구 결과가 나날이 쏟아져 나온다. 불과 1년만에 개발에서 시작하여 전 세계에 접종까지 완료된 코로나 백신의 사례를 보라. 이에따라 기존의 지식과는 다르지만, 검증이 끝난 의학적 지식을 일정한 시점마다 정리할 필요가 생겨났다. 그렇게 정리된 특정 질환의 진단과 치료를 아우르는 체계적 정보를 진료지침Clinical guideline이라 부른다. 진료지침은 대부분 그 분야의 권위 있는 전문가 집단에 의해 공표되며 주로 새로운 검사법이나 치료법의 발견에 의해 정기적으로 갱신된다.

오늘날 대부분의 의사는 이렇게 공표된 진료 지침에 근거하여 환자를 치료함으로써 오진을 막고 최신의 치료법을 적용하고자 노력한다. 보통 '학회'라고 부르는 전문 단체가 실시하는 정기적 교육에 참여하도록 법적인 장치까지 마련해 두고 있다. 이를 보수교육이라고 하는데, 일 년에 지정된 시간 수 이상의 교육을 받았다는 증명을 해야 의사면허를 유지할 수 있다.

세상의 다른 일들과 마찬가지로 어떤 패턴에 익숙해진 사고방식을 바꾸기는 여간 어려운 일이 아니다. 진료지침의 개정은 보통은 몇 년에 한번 꼴로 이루어졌는데 21세기 들어 그 속도가 일 년에 한 번 정도로 바뀌더니 요즈음은 암의 경우에는 일 년에도 몇 번씩 바뀌는 게 일상화되었다. 암 전문의들에게 일선에서 가장 신뢰성을 인정받고 있는 미국의 NCCN(National Comprehensive Cancer Network, 미국 국가 종합암센터 네트워크) 진료지침은 특히 새로운 연구결과를 신속하게 반영하는 것으로 유명하다. 예를 들어 신장암의 경우 2021년 7월에 이미 4판을 넘어 2022년 1판 지침을 발표했다. 방광암은 2021년 한 해에만 6번의 개정이 있었다. 이 책에서 다루는 전립선암에 대한 2023년 진료지침 1판은 한참을 앞당겨 2022년 9월 16일에 발표되었다.

상황이 이쯤 되다 보니, 전문적인 교육을 수년, 혹은 수십 년간 받아온 의사들의 세계에서도 자신의 전문 분야가 아니면 특정한 문제에 대해 함부로 조언을 던지기 어렵다. 해당 과에서 수년간 혹독한 수련을 받고 엄격한 자격시험을 통과한 각 과의 전문의들조차도 해당 분야 내에서 다시 분화된 '분과'라는 체제에서 지속적으로 교육을 받아야 한다. 그렇지 않으면 그 분야에서 일어난 변화의 전모를 파악하기란 쉽지 않다. 이런 경향은 21세기에 들어와서도 20년이 훨씬 더 지난 지금은 더 그러하다. 의료의 질 관리를 위한 체계적인 보수교육의 의무화와 이의 적극적 시행에도 불구하고 의술의 발전 속도가 워낙 빠르다 보니 이를 보완하기란 마치 뱁새가 황새를 따라가는 수준이다. 그래서 이런 한계를 잘 알고 있는 대부분의 의료인은 자기의 전문 분야가 아닌 경우에는 자신의 판단을 미루고 해당 분야의 전문가에게 의견을 청한다.

생명을 다루는 직종의 특성상 잘못 아는 것, 혹은 최신 지식의 결여는 곧 환자의 삶과 죽음의 문제로 귀결될 수도 있다. 의사들의 세계도 이러한데 상대적으로 전문성이 결여된 일반인, 특히 환자의 입장에서 그들이 획득한 의학 정보는 더더욱 정확성에서 문제가 대두된다. 익명성이 어느 정도 보장되는 인터넷이라는 매체의 특성상 콘텐츠의 내용에 대해 책임까지 묻기란 현실적으로 불가능하다. 생산된 정보들은 대체로 경험적이며, 검증이 어려운 성향으로 흐르게 마련이다. 그런데, 이렇게 생산된 정보가 소비되는 현장은 스스로 환자의 입장에서 서게 될 때이다.

환자의 입장이란 무엇인가? 암이라는 이름이 주는 위압감, 미래에 대한 불안감과 공포로 인해 지푸라기라도 잡는 심정으로 마음이 약해질 때가 아니던가. 정보의 바다인 인터넷으로 통하는 창은 대부분 사람의 손에 스마트폰이라는 형태로 쥐어져 있다. 그런데 많은 '미확인' 정보가 잘못된 것임에도 불구하고 그 질환에 대해서 '내가 처음으로 알게 되는 지식'이 되어 버리는 것이다.

인터넷을 통한 정보의 질은 본질적으로 검증할 수 없다. 잠재적 검열을 합법화할 수 없기 때문이다. 비록 그 정보가 당대 최고의 전문가에 의해서 생산된 것이라 하더라도 상황과 배경이 달라진 현재의 시점에서는 어떤 문제를 처음 접하는 대중들을 잘못된 방향으로 이끌 수도 있다. 하물며 그 정보가 의료 현장의 진료 지침과 일치되는지 여부를 판단할 방법이 없는 비전문가에 의해 만들어진 된 것이라면 더더욱 그러하다.

2020년대 대한민국의 장·노년층에 대표적인 소통의 도구로 떠오른 유튜브의 경우, 제한된 시간 동안 경쟁적으로 정보를 전달한다. 앞뒤 맥락에 대한 이해가 없는 편협한 해석과 클릭 수를 노린 자극적인 제목으로 환자들을 오도하는 경우를 흔히 발견할 수 있다. 만약, 짧은 기간에 비약적인 학문적 발견들이 집중된 질환이라면 정보의 질에 관련된 문제는 좌시할 수 없을 것이다. 이 책에서 다루고자 하는 우리나라의 전립선암에 대한 일반적 지식이 대체로 그러하다.[1]

2023년 현재, 한국어 '전립선암'이라는 용어로 검색했을 때 비교적 상위에 랭크된 유튜브 동영상에서 찾아낸 아

---

1. 이는 비단 우리나라만의 문제가 아니다. SNS가 우리보다 더 먼저 보편화된 미국에서 가장 많이 사용하는 채널인 유튜브Youtube와 틱톡TikTok에서 전립선암의 선별검사에 대한 정보를 담고 있는 상위 50개 영상을 조사했더니 유튜브 영상의 88%, 틱톡 영상의 100%는 잘못된 정보를 담고 있었다.

관련 논문은 2022년 10월에 출판된 것으로 아래의 링크 참조.
Accuracy of prostate cancer screening recommendations for high-risk populations on YouTube and TikToK. Max Abramson, Nathan Feiertag, Darius Javidi, Mustufa Babar, Stacy Loeb, Kara Watts. BJUI Compass. 2022;1-8. https://doi.org/10.1002/bco2.200

래의 몇 가지 사례들을 보자.

- **전립선암은 드물게 생기는 병이다.**
- **전립선암은 대체로 공격적인 암이다.**
- **전립선암은 상대적으로 온순한 암이라서 수술할 필요가 없다.**

위의 진술들은 20년 전에는 전문의 시험에 출제되어도 특별히 오류를 발견하기 어려웠던 명제들이지만 현재 시점에서는 대체로 틀렸다. 특히 아래의 두 문장은 같은 질환에 대해서 전혀 상반된 진술을 하고 있으므로 인터넷 기반 정보의 대표적 한계라 할 수 있는 '과격한 일반화'의 전형적인 사례라고 하겠다.

이름은 동일한 '전립선암'이지만, 실제 진료 현장에서 접하는 암의 정도와 특성은 사람마다 상이하다. 당연히 치료의 전략도 다를 수밖에 없다. 이러한 개념에서 맞춤의료 personalized medicine가 주창되었고 여기에 생물학적 근거를 제공하면서 구체화한 것이 정밀의료 precision medicine다. 전립선암에서 암의 특성에 따른 치료 전략을 설명하는 것이 이 책의 주요 목적이니 이는 차차 다루기로 하고, 우선

이번 장에서는 전립선암이 얼마나 흔한 암인지를 먼저 살펴보도록 하자. 지난 3년간 경험한 코로나처럼 의학적 문제의 중대성은 그 질환이 얼마나 흔한 질환인가에 의해 우선해서 결정되기 마련이다. 그런데, 21세기의 대한민국에서 전립선암은 생각한 것과 달리 드문 병이 아니게 되었다.

- 곧 위암을 압도할 것으로 예상되는 전립선암의 가파른 증가 추세

우리나라에서 의료관련 지표, 특히 암에 대한 지표는 상당히 정밀하게 공개된다. 이는 우리나라가 전국민의료보험제도를 시행하고 있는 것과도 무관하지 않다. 암과 같이 지속적이면서도 상당한 치료비용이 소요되는 질환에서 의료보험에 가입되어 있다면 이를 이용하지 않을리가 없기 때문이다. 우리나라에서는 전 국민이 대상이니 건강보험정보를 이용하면 암의 발생 추이에 대해서는 어느 나라보다 정밀한 자료를 확보할 수 있다.

다음의 <그림 1-1>은 이렇게 얻어진 자료를 근거로 우리나라의 전립선암에 대한 지난 20년간의 추세를 보여주고 있다.

그림 1-1. 최근 20년간 전립선암의 발생률/사망률 추이

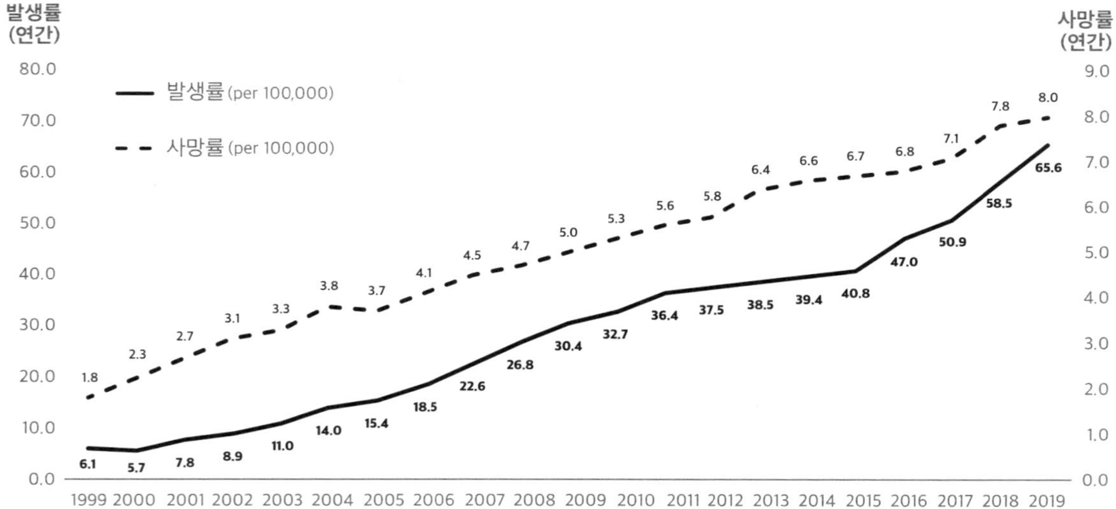

1999년에서 2019년 사이의 20년간 전립선암은 인구 10만 명당 발생률 기준 10배, 사망률 기준 4배 증가했다. (자료출처 - 통계청, 통계데이터서비스, 전립선암 보험코드(C61)로 조건입력 후의 출력 결과, http://www.kostat.go.kr/portal/korea/index.action)

이 그래프만으로도 전립선암이 우리나라에서 지난 20년간 그야말로 폭발적으로 증가해 왔음을 알 수 있다. 그림에서 실선으로 나타낸 발생율[2] 기준으로 1999년에 10만 명당 6.1명에서 2019년에는 65.5명으로 10배가 증가했다. 점선으로 나타낸 사망률은 같은 시기 10만명당 1.8명에서 현재(2019년) 8.0명으로 4배가 증가했다.

암이라는 병은 인체의 어디에서든 생길 수 있으니 경중을 따지기 위해선 다른 암과의 상대적 차이를 살펴 볼 필요가 있다. 우리나라 남성에서 수십 년간 부동의 1위는 위암이었다. 연간 3만 명 이상의 발생자를 기록하던 위암은 2019년 조사에서는 최근 20년 이내에서는 최초로 2만 명 아래(19,761명)로 줄어들어 폐암(20,331명)에 이어 2위가 되었다. 이에 반해, 전립선암은 아래의 <그림 1-2>처럼 2020년에 16,815명이 발생하였다. 2018년의 14,983명에 비해서도 지속적인 상승세를 보이고 있다.

---

2. 그 해에 얼마나 많은 사람에서 '새로' 진단되었는가를 발생률incidence이라 한다. 기간에 관계없이 그 병을 '현재 가지고 있는 사람 수'라는 의미의 유병율prevalence과 구분한다. 이 책에서는 변화된 상황을 반영하기 위해 그해에 새로 생긴 환자만을 포함하는 발생률을 주로 표기할 것이다.

그림 1-2. 2021년 12월 30일에 발표된 2019년까지의 국가 암통계

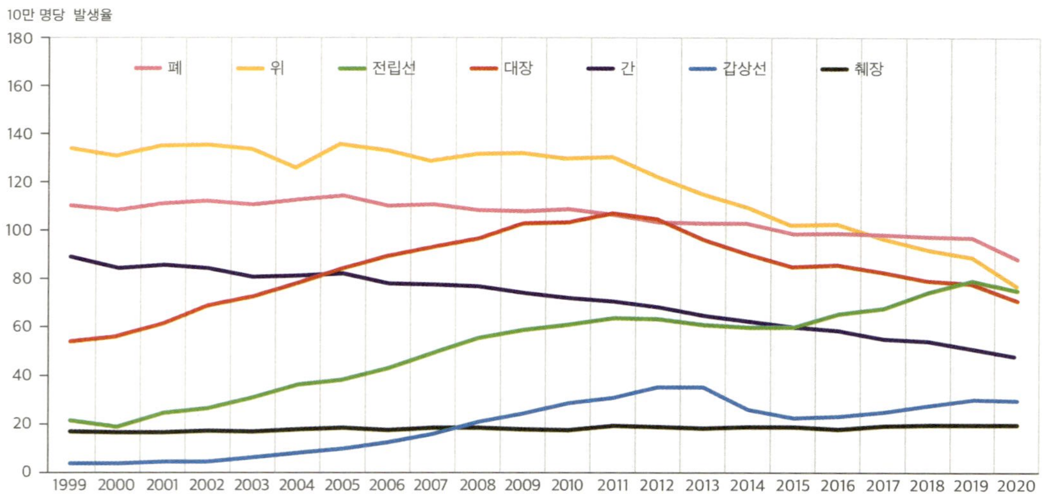

연령표준화발생율 : 우리나라 2020년 주민등록영양인구를 표준인구로 사용

한국인 성별, 연도별 주요암 연령표준화 발생률 추이. 국립암센터.(자료출처 - https://ncc.re.kr/cancerStatsView.ncc?bbsnum=578&searchKey=total&searchValue=&pageNum=1)

이런 상황이 지속된다면 다음의 <그림 1-3>처럼 늦어도 수년 내에는 위암과 전립선암의 연간 발생률이 역전될 것으로 보인다. 많은 환자가 발생하고 있는 전립선암에 대한 사회적 경각심이 더 강화될 것이다. 사실은, 이미 많이 알려지고 조기에 검진받는 위암에 비해서 전립선암에 대한 정보는 아직은 그다지 널리 알려지지 않았기에 많은 환자를 발견하지 못했을 가능성이 농후하다. 서구의 여러 나라들과 달리 우리나라에서는 전립선암 선별검사가 너무 '덜' 이루어지기 때문이다.

그림 1-3. 최근 5년간의 국가 암 통계 추이를 바탕으로 한 우리나라에서 전립선암과 위암의 발생률 예측

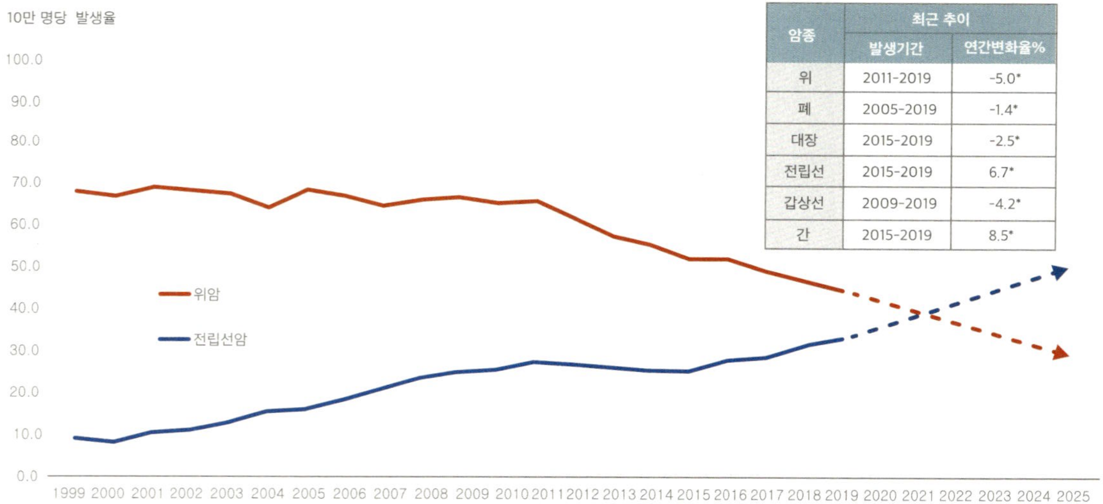

암종	최근 추이	
	발생기간	연간변화율%
위	2011-2019	-5.0*
폐	2005-2019	-1.4*
대장	2015-2019	-2.5*
전립선	2015-2019	6.7*
갑상선	2009-2019	-4.2*
간	2015-2019	8.5*

위암은 과거 9년, 전립선암은 과거 5년간의 경향을 바탕으로 추정했을 때, 현재의 연간 변화율만을 감안한다면 전립선암은 2020년대 초반에 한국인 남성에서 위암보다 더 많이 발생할 것으로 보인다.(자료출처 - 국가암통계자료 최근 5년치정리)

- 왜 전립선암이 갑자기 늘기 시작했나?

앞의 <그림 1-1>에서 확인한 것처럼 우리나라에서 지난 20년간 전립선암의 발생률은 10배, 사망률은 4배 증가하였다. 여기에서, 사망에 대한 해석상의 주의가 필요하다. 전립선암을 가진 이 많은 사람이 과연 전립선암으로 인해 죽은 것인가? 언뜻 보면 두 그래프가 거의 비슷하게 증가하므로 전립선암의 진단과 죽음 사이에 강한 관련성이 있어 보인다. 그러나 현실에서 사람을 죽게 만드는 과정에는 매우 복잡한 원인들이 존재한다. 따라서 이 패턴만을 근거로 죽음으로 이끈 범인을 전립선암의 단독 소행으로 결론짓기엔 무리가 있다. 그 이유는 암에 의한 사망이 치명적이었는지, 혹은 이 암이 사망자가 생전에 가지고 있던 많은 질환중 하나에 불과했는지의 문제, 즉 암의 공격성과 사망과의 인과관계를 아직 모르기 때문이다.

암은 수명을 단축할 위험한 질환이다. 다음의 <그림 1-4>는 암이 진단될 경우 수명 감소는 대략 얼마쯤일지에 대한 우리나라의 통계자료이다. 2022년 12월 통계청이 발표한 2021년 생명표에서는 암이 없을 때 기대수명이 약 4년 늘어난다고 알려주는데, 일반적으로 상당히 심각한 문제로 인식되는 심장질환의 경우 1.3년, 폐렴은 0.9년, 뇌혈관 질환도 2021년 시점에서는 0.9년의 증가에 그치고 있어 상대적으로 암 관리의 중요성을 알 수 있다. 특히 20년 전인 2001년에 비해 중풍이나 출혈과 같은 뇌혈관 질환에 의한 기대수명의 감소가 눈에 띄게 줄은 반면[3], 암에 의한 기대수명 감소는 20년 전과 크게 변화가 없다는 것도 주목할 만한 점이다. 즉, 생명연장이라는 관점에서 보면 암은 치료할 만한 가치가 있는 병임은 분명하다.

따라서 암을 사망에 이르게 한 병으로 특정 짓기 위해서는 그 암의 공격성, 즉 얼마나 치명적인 암인지에 대한 거시적 자료가 필요하다. 오늘날 암은 무조건 사망하는 질환이 아니며, 암의 치명성에는 엄청난 편차가 존재하기 때문이다. 예를 들어, 일반적으로 덜 치명적으로 알려진 갑상선암이 조기에 발견되었다면 이 병으로 사망할 가능성은 거의 없다. 즉 같은 종류의 암이라도 공격성이 높은 상태(고위험암)와 공격성이 낮은 상태(저위험암)는 사망이라는 사건에 대해 전혀 다른 기여도를 갖는 것이다. 그러므로, 암의 생물

3. 2001년 뇌혈관 질환이 없다면 2.7년의 생존 기간 증가가 있었으나 2021년에는 0.9년의 증가에 그쳤다.

그림 1-4. 주요 사망원인 제거 시 증가되는 기대수명

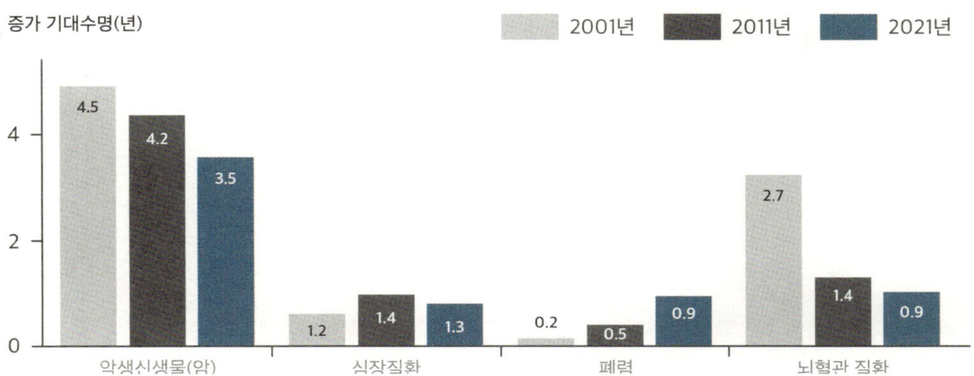

2001년, 2011년, 2021년의 세 시점에서, 기대수명 감소에 가장 기여하는 것은 암이었다. (자료출처 - 2021년 생명표 보도자료, 2022년 12월 6일 발표, 통계청, http://kostat.go.kr/portal/korea/kor_nw/1/6/9/index.board?bmode=read&aSeq=386324)

학적인 공격성에 대한 자료는 실제 의료 현장에서 의미 있는 암을 선별하고 정책적 대응책을 세우는 데 필수적이다.

미국과 달리 우리나라의 의료보험은 치료 비용의 산정이 주목적이므로 개별환자에서 암의 공격성은 구체적으로 조사하지 않는다. 그러나 사용된 치료 방법을 역으로 추산하는 방식으로 추정할 수 있다. 5장에서 자세히 설명하겠지만, '미국의 90년대와 유사한 정도의 PSA 검사율이 이루어졌다고 낙관적으로 가정할 경우 비교적 '온순'한 저위험도 전립선암은 한국에서는 전체 전립선암의 최대 1/3 미만,' 으로 하겠습니다. PSA검사를 빈번하게 사용하는 나라에서는 절반 정도를 차지할 것으로 예상된다. 이렇게 상당한 수를 차지할 것으로 예상되는 저위험 전립선암을 사망의 원인으로 지목하는 것은 논리적이지 않다.

급격히 증가한 전립선암의 발생률이 사망률로 바로 이어지지는 않는다고 생각하는 두 번째 이유는 이 암은 주로 고령자에게 발병하기 때문이다. 사람이 나이가 들어서 죽는 것은 자연스런 현상이므로 고령자 사망의 첫 번째 원인은 아무리 많은 질환을 동반했더라도 나이 그 자체이다. 만약 어떤 질환이 노인에게만 유독 많이 생긴다면 정말로 그 질환으로 인해 사망자가 늘어난 것인지 아니면 나이가 많은 사람의 다른 원인에 의한 사망으로 통계수치만 늘어난 것인지를 구분하기가 쉽지 않다. 연령을 통계학적인 방법을 통해 보정한 후의 결과는 다음 <그림 1-5>와 같다.

그림 1-5. 최근 20년간 우리나라 전립선암의 사망자 수/연령 보정 사망자 수 추이

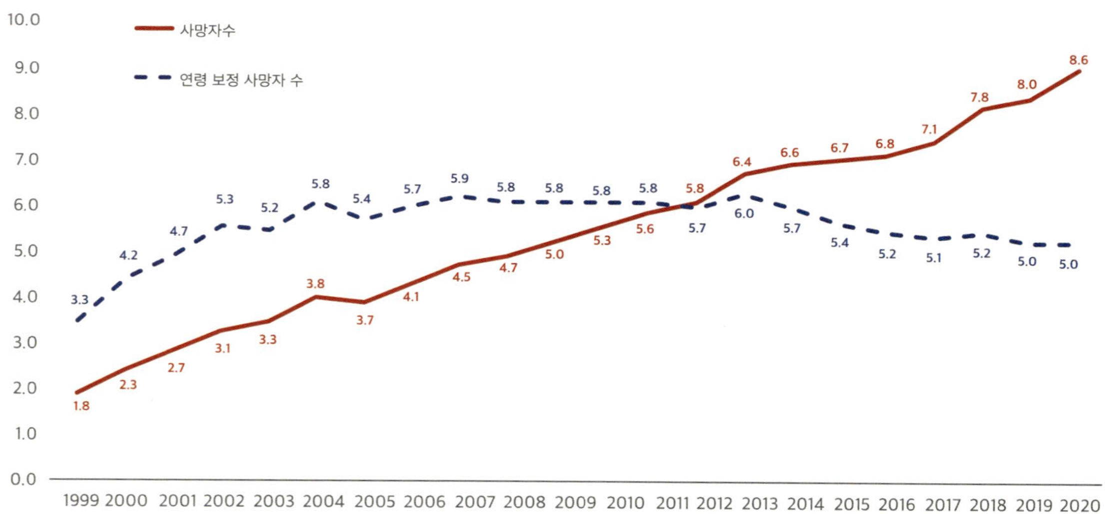

사망률 자체는 20년 전에 비해 4배 이상 늘었지만, 나이에 의한 영향을 보정할 경우에는 일정하게 유지 중임을 알 수 있다. (자료출처 - 통계청, 통계데이터 서비스)

<그림 1-1>의 그래프와 상당히 다르지 않은가? 앞서 본 20년간의 전립선암 사망률과 동일한 그래프이지만, 점선으로 표현된 연령보정 사망률, 즉 나이에 따른 자연스러운 사망률의 증가를 통계적으로 고려한 경우에는 실제 사망에 대한 기여도는 초기의 증가가 절정에 이른 2004년 이후 15년간 거의 변화가 없어 보인다.

따라서 우리는 우리나라 전립선암의 특성을 짐작할 수 있다.

우리나라에서 전립선암은 나이가 들수록 폭발적으로 많이 생기는 질환이라는 사실이다.

- 노인인구의 증가 : 전립선암 폭발적 증가세의 잠재적 원인

공식적으로 보고된 자료들은 우리나라의 전립선암의 증가가 노령층에 의해 주도되고 있음을 보여준다. 그 간접적인 증거를 매년 발표하는 정부의 보고서에서 찾을 수 있다. <그림 1-6>은 보건복지부에서 관장하는 국가 암 등록사업 연례보고서의 자료이다. 전립선암은 2017년에는 65세 이상의 대한민국 남성에서 세 번째로 흔한 암(폐암 19.8%, 위암 15.0%, 전립선암 14.7% 순)이었으나, 2018년에는 폐암(19.7%)에 이어 두 번째로 흔한 암(전립선암 16.0%, 위암은 14.2%)이 되었다. 2020년에는 17.7%를 차지하여 그 빈도가 더 올라갔다. 특히 전립선암의 유병률이 64세 이전까지는 아예 순위에 없다가 65세 이상에서 갑자기 2위로 등재된 부분은 크게 주목할 만한 점이다. 이는 우리나라에서 전립선암 환자 상당수가 65세 이상 노인 인구에 집중적으로 몰려 있음을 시사한다.

그림 1-6. 연령군별 주요 암종 발생분율: 남자, 2020

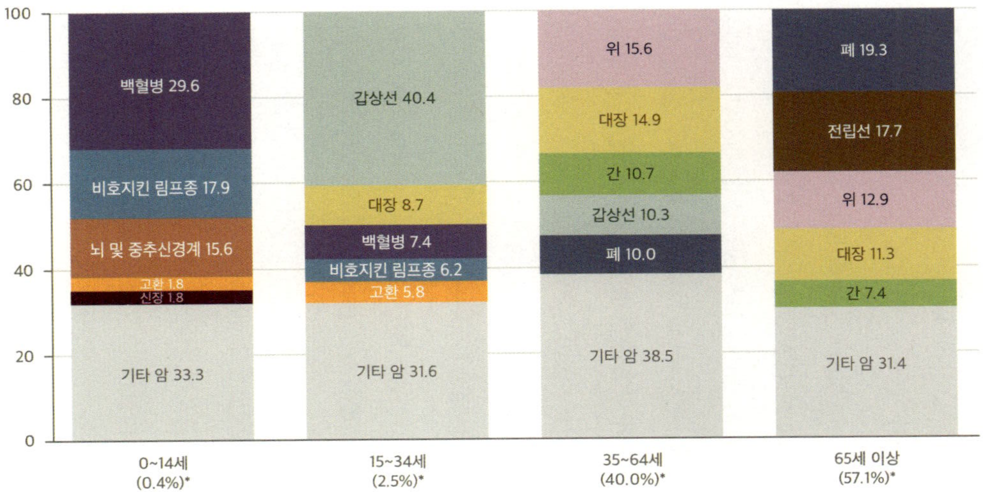

*전체 암발생자 중 연령별 암환자수 분율

그림 1-6. 남성의 연령군별 주요 암종 발생분율, 2020, (자료출처 - 중앙암등록본부 (2022년 12월 28일 발표), https://ncc.re.kr/cancerStatsView.ncc?bbsnum=578&searchKey=total&searchValue=&pageNum=1)

또다른 직접적인 증거로 국가에서 운영하는 사이트에서 거시적인 자료를 얻을 수 있다.

다음의 <표1-7>그래프는 통계청 자료이다. 나이에 따른 10만 명당 전립선암의 빈도를 나타내고 있는데, 실선과 굵은 점선, 점선 간에 상당한 차이가 눈에 들어온다. 점선은 70세 이상, 굵은 점선은 2010년대부터 2020년대 초까지 국제적 진료지침에서 전립선암 검진을 하도록 권고하고 있는 55~69세, 그리고 제일 아래의 점선은 54세 이하이다. 세 연령대 모두 지난 20년간 전립선암의 빈도가 상당히 늘어난 것은 맞지만, 10만 명당 발생율이 두드러지는 것은 70대이다.

남성의 평균 수명이 80대에 근접한 최근에 이르러서는 70대 이상 남성에서 전립선암의 발생률은 10만 명당 555명, 대략 200명 중 한 명의 비율이다. 이는 일견 높은 확률로 보이긴 하나, 진단에 있어 필수적인 PSA검사가 우리나라에서 보편적으로 시행되기보다는 '아는 사람들만 알아서' 시행되는 현실을 감안하면 실제의 환자 수보다는 더 적게 집계되었을 가능성이 높을 것으로 보이며, 현재 드러난 최소한의 수치로 이해하는 것이 정확할 것이다.

그림 1-7. 지난 20년간 54세 이하, 55~69세, 70세 이상 남성에서 10만 명당 전립선암이 발생한 비율

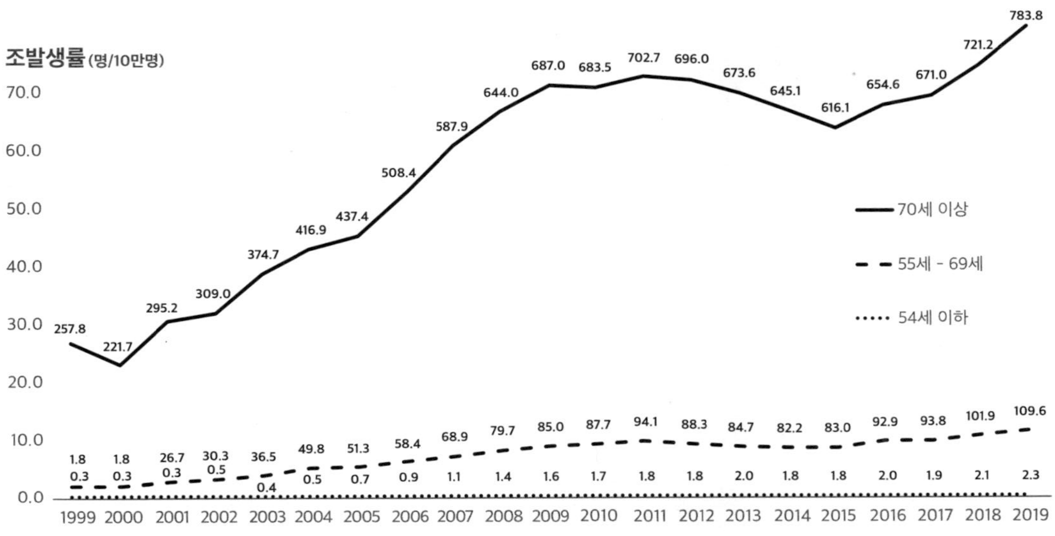

70대 이상에서 전립선암의 발생률은 2010년부터 대략 200명당 한 명의 높은 비율이다.

(자료출처 - 통계청, 주소 http://www.kostat.go.kr/portal/korea/index.action)

다음 <그림 1-8>은 전체 전립선암의 나이별 추세를 보여준다. 열 살을 기준으로 각 연령대를 구분했을 때 그 해에 새로 발생한 전립선암의 빈도를 알 수 있다.

<그림 1-8>에서 50세 미만자는 전체 전립선암의 10% 정도만 차지했다. 60대에서는 50대보다 전립선암 증가율이 가장 크고, 70대에서는 가장 많은 수의 환자가 발생했다. 80대에는 평균 수명[4]에 도달하게 되므로 이 연령대의 인구수가 감소하니 환자 수가 적어진 것처럼 보이지만, 실제 이 연령에 도달한 인구 중 전립선암의 발생률은 2019년에 0.6%에 이르렀다. 주목할 만한 사실은 전체 발생자 중 70세 이상 연령대의 비중은 이 20년 동안 전체 환자의 60-70%로 일정하게 유지되고 있다는 점이다. 이 기간 동안 인구의 노령화가 심화하여 전체 남성에서 70세 이상이 차지하는 비중이 급격히 증가했으므로 이 연령대에서 전립선암 환자의 증가가 오늘날 우리나라에서 전립선암의 증가를 이끈 것으로 보인다.

4. 2022년 현재 우리나라의 평균 수명은 남성의 경우 80.6세이다

그림 1-8. 등록된 전립선암의 연령별 구분

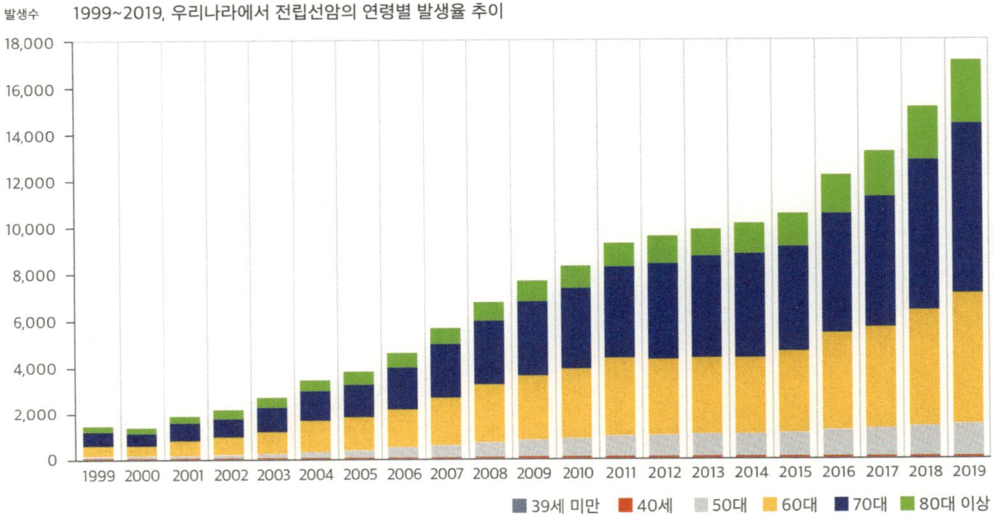

2021년 8월 13일 분석. 모든 연령에서 전립선암이 증가하고 있지만 나이별 비율에서는 지난 20년간 거의 변화가 없었다. 대략 60대가 30%, 70대 이상이 60%를 차지한다. (자료 출처 - 통계청, http://www.kostat.go.kr/portal/korea/index.action.)

평균 수명의 증가가 전립선암의 폭발적인 유병률을 낳았다는 가장 직접적인 증거는 다음 <그림 1-9>에서 소개한 전립선암의 진단 시 평균 나이이다. 유방암의 경우 진단시의 연령이 지속해 증가하고 있으나, 전립선암의 경우 1999년(70.9세)이나 2018년 (70.8세)이나 평균 71세로 거의 동일하다. 이는 남성의 평균 수명이 70세 이전인 시대에 전립선암은 중요한 사회적 문제로 부각되지 않지만, 평균 수명이 70세를 초과하는 시대에는 보건의료적 측면에서 우선순위로 고려해야 하는 중요 질환임을 암시한다. 21세기의 대한민국이 바로 그러하다.

그림 1-9. 우리나라에서 지난 20년간 전립선암과 유방암의 발생 시 평균 연령

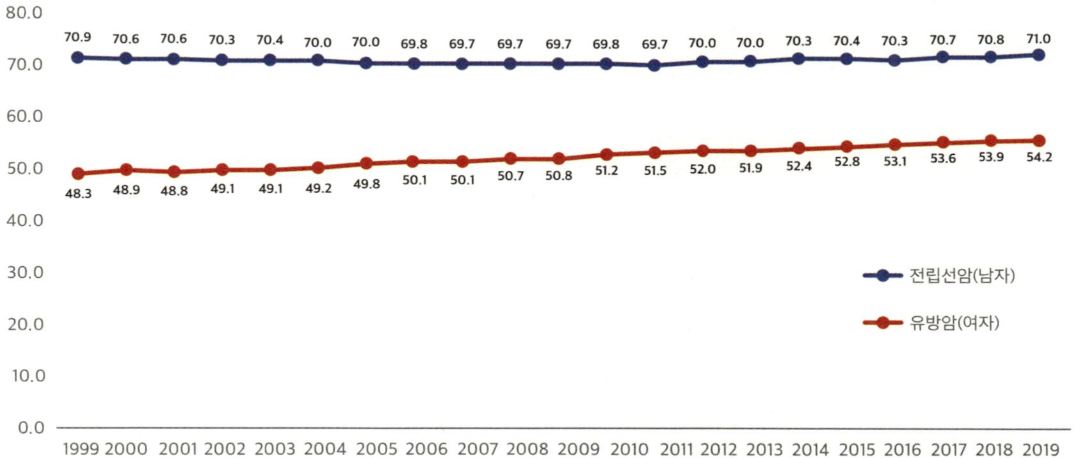

1999~2019, 우리나라에서 전립선암·유방암의 첫 진단 시 연령의 추이(자료 출처 - 통계청. http://www.kostat.go.kr/portal/korea/index.action).

이상의 모든 자료는 평균 수명이 상대적으로 짧았던 과거에 전립선암이 그다지 비중 있게 발견되지 않았던 이유를 설명해 준다. 한국에서 전립선암은 남성의 평균 수명이 70세 정도가 되어야 그 발생률이 현저히 증가하기 시작하는 질환이다. 전립선암이 남성의 5대 암으로 처음으로 통계에서 인지되기 시작한 것이 2002년임을 감안하면, 남성의 평균 수명이 1996년에야 70세를 돌파(70.1세)했다. 2005년에 75세(75.1세), 2019년 최초로 80세를 넘은(80.3세) 평균수명의 증가세는 전립선암의 확산세와 궤를 같이하는 것이다. 따라서 전립선암이 왜 최근에 급격히 증가했는가라는 논의에 대해서 아래와 같은 결론을 내릴 수 있다.

노인인구의 증가, 특히 70세 이상 인구의 증가가 우리나라에서 전립선암의 증가를 야기했다.

- 일본의 전립선암 유병률 전망치에서 얻을 수 있는 타산지석

우리나라에서 최근 전립선암의 증가가 70세 이상 노인인구의 증가에 기인한 것이 사실이라면, 우리나라보다 노인인구가 많은 다른 나라에서 전립선암의 유병률은 시사점을 던져줄 것이라는 사실을 짐작 할 수 있다. 이 점에서 일본의 전립선암 유병률은 향후 우리나라의 유병률 전망을 가늠하게 한다. 특히, 전립선암의 발생률이 인종적으로 다르다는 것이 오래전부터 알려져 왔던 것을 감안하면[5] 상대적으로 한국인과 유사하고 지구권에서 대표적인 노령화 국가인 일본의 사례는 적절한 시사점이 된다.

5 전립선암은 서양인이 동양인보다 더 자주 발생한다. 예를 들어 미국 암학회의 통계에서 전립선암은 미국인 남성에서 평생 1/8명의 비율로 발생하고, 1/41명의 비율로 사망한다. 미국암학회 추정 2021년의 미국의 전립선암 신환수는 248,530명, 사망자는 34,130명. 미국이 일본에 비해 인구수가 약 세 배인 것을 감안하면 일본의 전립선암 신환수와 사망자 수 수치는 사실상 미국과 큰 차이가 없어 보인다.

미국 국가 암 통계는 아래 자료 참조.

Key statistics for prostate cancer. 주소: https://www.cancer.org/cancer/prostate-cancer/about/key-statistics.html.

일본도 우리나라와 마찬가지로 새로 발견된 암환자는 일본의 국가암정보센터 홈페이지 ganjoho.jp에 등록된다. 2018년, 진단된 일 년간 전체 등록 암 환자 980,856명 중 남성은 558,874명이었다. 아래 <표1-1>에서 보다시피 전립선암은 이들 중 92,021명에서 진단되고 이로 인한 사망자는 12,544명이었는데, 그해의 전립선 암은 남성에게서 가장 많이 발생한 암이었다. 일본에서 이러한 전립선암의 증가세 역시 최근 20년 사이에 급증한 것이다. 일본의 국가암 통계를 보면 전립선암의 발생률은 2000년 이전에는 2만 명 이하였으나 2005년에는 4만 명을 넘었고, 2019년에는 94,749명이 등록되었다.

표 1-1. 일본의 암 발생 부위 순위

(2018년)

	1위	2위	3위	4위	5위	
총	대장	위	폐	유방	전립선	대장을 결장과 직장으로 나눈 경우 결장 3위, 직장 6위
남성	전립선	위	대장	폐	간	대장을 결장과 직장으로 나눈 경우 콜론 4위, 직장 5위
여성	유방	대장	폐	위	자궁	대장을 결장과 직장으로 나눈 경우 결장 2위, 직장 7위

네이버 번역 이용. 남성 암 1위는 전립선암 여성 암 1위는 유방암인데, 둘 다 전통적으로 많은 암이었던 위, 대장, 간 등 소화기관계의 암이 아니라는 공통점이 있다. (자료출처 - https://ganjoho.jp/reg_stat/statistics/stat/summary.html).

2018년 일 년간 일본에서는 55만 명의 남성 암 중 9만 2천 명의 전립선암이 발생했다. 같은 해에 1만 5천 명이 발생한 우리나라에 비해서 6배 이상 많다. 한일 간 인구수를 감안하면[6] 일본의 전립선암의 발생률은 우리나라보다 두 배 이상 높다. 다만, 75세 이상이 절반 이상을 차지하는 고령자 위주의 전립선암 연령분포는 70세 이상이 70%에 근접하는 우리나라의 자료인<그림 1-7>과 대등 소이하다.

일본의 전립선암 인구 구성은 우리나라와 유사하지만 그 빈도는 우리나라에 비해 두 배 이상 높은 특징을 보인다.

6. 2018년 현재 대한민국 인구는 - 5,171만 명이고, 일본 인구는 - 12,630만 명이다. 대략 일본이 2.5배 많다.

그림 1-10. 2018년 일본의 국가 암 통계에 나타난 전립선암의 연령별 분포.

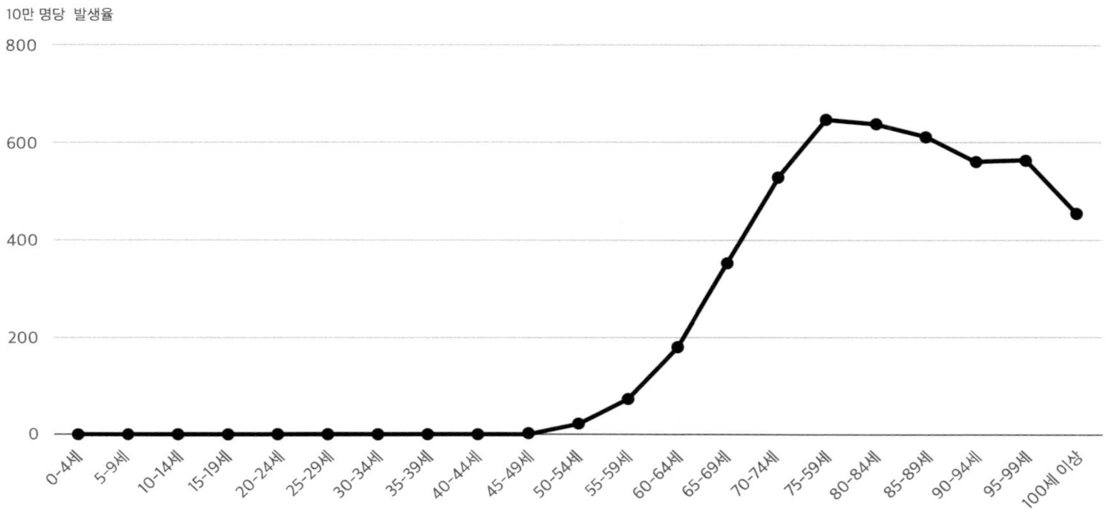

일본에서 10만 명당 발생자 수는 75~79세에서 가장 많았다. (자료 출처 - 암정보센터 [일본], https://ganjoho.jp/reg_stat/statistics/stat/cancer/20_prostate.html).

- 노령화하는 한국 사회, 전립선암의 전망은?

일본 국가 암 통계의 특징은 우리나라와 달리 미래 추계 경향을 제공한다는 점이다. 통계, 특히 수명에 대한 예측지표는 각종 국가 정책은 물론 보험산업의 기반이 된다. 2014년에 발표된 자료에 따르면 2029년에는 2010년보다 약 두 배 정도의 전립선암이 발생할 것으로 예측하였는데 이들 중 가장 많은 비율을 차지하는 연령대는 75세 이상으로 나타났다.[7] 만약 이 예측대로 실현된다면, 유전적으로 가까운 우리나라에서도 유사한 일이 벌어질 수 있지 않을까? 이런 면에서 노인층을 위주로 급격한 전립선암의 증가세가 보고된 일본의 경험은 우리에게도 타산지석이 될 수 있다.

---

7. 일본 암 통계의 특징 중 하나는 미래의 예측 추계를 제공한다는 점인데, 2029년에는 2010년보다 약 두 배의 전립선암이 발생할 것으로 예측되고 전체 환자의 약 2/3 이상이 75세 이상이 될 것으로 예측되었다.

아래 출처의 그림 참조.

Mitsuzuka K, Arai Y. Controversies associated with the evaluation of elderly men with localized prostate cancer when considering radical prostatectomy. Int J Clin Oncol. 2014 Oct;19(5):793-9.

유사한 통계적 방법을 사용하면 우리나라도 과거 암 발생율을 토대로 전망치를 제시할 수 있을 것이다. 이런 취지로 필자는 국립암센터에서 전립선암을 전담하는 정재영 교수와 함께 국가암통계를 기반으로 한 통계 전망 연구를 제안했다. 그 예상치는 사뭇 놀랍기까지 하다.

<그림 1-11>의 그래프는 2016년까지 국가 암 통계에 축적된 데이터를 기반으로 2034년까지 우리나라 남성의 주요암의 미래 추이를 전망하고 있다. 그 결과 우리나라에서 전립선암은 2021년에는 대장암보다, 2029년에는 위암보다 많아질 것으로 예견되었다. 2030년 초에는 전립선암이 폐암 다음의 주요 남성 암으로 등재될 것임을 예견하고 있다. 2016년 이후 실제로 조사된 암 통계 자료에서 위암은 이 그래프에서 예측한 것보다 훨씬 더 빨리 줄어들었다. 2019년 위암은 19,761명이 발생하여 처음으로 2만 명 미만으로 감소하였으며 전립선암의 경우 이 그래프보다 훨씬 더 이른 시기인 2020년대 초에 2만 명을 넘어설 것으로 보인다.[8]

---

8. 대한비뇨의학회의 공식 학술지에 출판된 이 논문의 예측치는 수학적 해석에 기반한 통계적 방법론에 입각하고 있어 대부분의 전립선암이 PSA결과값에 의해 검사되는 현실과 다소 괴리가 있다. 이 점을 보완하고자 필자는 최근 10년간 우리나라 PSA검사빈도에 기반하여 전립선암에 대한 미래 전망을 보고하였다. (동아시아비뇨암학회, East

그림 1-11. 우리나라에서 암 연도별 발생률에 대한 미래 전망

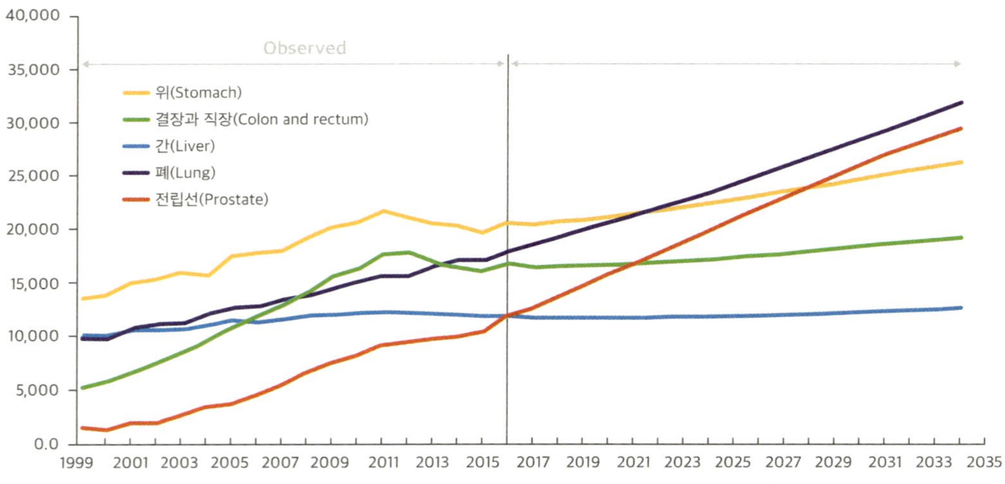

2022, 박사현 등 (Pak S, Jung KW, Park EH, Ko YH, Won YJ, Joung JY. Incidence and mortality projections for major cancers among Korean men until 2034, with a focus on prostate cancer. Investig Clin Urol. 2022 Mar;63(2):175-183.).

전통적으로 우리나라에서 강세를 나타내던 암은 특히 남성에서는 소화기 계통의 암이었다. 매운 식습관과 관련이 있기에 우리나라에서 가장 많은 생기는 암은 위암이었다. 육식의 증가 등 서구화된 식생활에 의해 대장암과, 음주 및 간염이 주원인으로 고려되는 간암 역시 유병률이 높은 대표적 암이었다. 오랜 기간 동안 한국인 남성에서 소화기암이 주요 암 질환이었다면, 2020년대 이후에는 남성의 주요 암으로 비소화기 계통인 폐암과 전립선암이 대표적 질환이 될 것으로 예측된다.

Asia Urological Oncology Society (EAUOS), 송도 컨벤시아, 2022년 9월 24일 발표). 현재의 PSA검사 추이가 유지될 경우, 2030년에 우리나라의 전립선암 환자는 28,822명, 2040년에는 40,478명으로 늘어나게 될 것으로 추정되었다.

그림 1-12. 우리나라 남성에서 발생하는 주요 5대 암

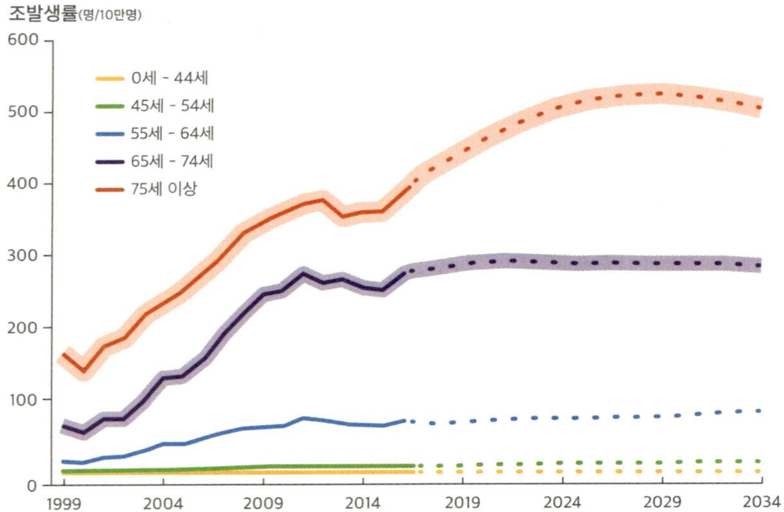

위암, 대장암, 간암, 전립선암, 폐암에 대한 나이별 발생률 예측 모델. (Pak S, Jung KW, Park EH, Ko YH, Won YJ, Joung JY. Incidence and mortality projections for major cancers among Korean men until 2034, with a focus on prostate cancer. Investig Clin Urol. 2022 Mar;63(2):175-183.).

이러한 예측 모델을 사용하면, 더 나아가 나이별 분포도 추정할 수 있다. 모든 연령에서 1999년에 비해 2010년대 중반까지 암 환자 유병률이 많아졌지만, 특히 상승폭이 두드러진 나이는 65세 이상의 시기이다. 2010년대 중반 이후에는 75세 이상 연령대에서 암환자 수가 급격히 많아질 것으로 예측된다. 즉, 우리나라의 암환자 분포도 일본과 마찬가지로 노인에게서 급격히 증가할 것으로 보인다. 향후 장·노년의 암 진단 및 치료에 대한 사회·정책적 대응이 준비되어야 하는 시점이 바로 지금이라는 사실을 이들 자료들은 시사하고 있다.[9]

---

9. 대한암학회의 공식 학술지인 『Cancer Research and Treatment』최근호는 지난 10년간의 자료를 기반으로 2022년 우리나라의 암 발생률과 사망률을 예측하고 있다. 전립선암은 2022년 144,487명으로 예상되는 우리나라의 남성에서 발생한 암 중 22,391명을 차지하여 유병률 1위가 될 것으로 예측되었다.

출처는 아래의 논문으로, 저자들 중에 비뇨의학 전문의가 포함되어 있지 않은데 유의. Kyu-Won Jung, Young-Joo Won, Mee Joo Kang, Hyun-Joo Kong, Jeong-Soo Im, Hong Gwan Seo. Prediction of Cancer Incidence and Mortality in Korea, 2022. Cancer Res Treat. 2022 Apr;54(2):345-351. doi: 10.4143/crt.2022.179. Epub 2022 Mar 21.

- 결론 : 전립선암은 21세기 대한민국에서 대표적인 장·노년 암

지금까지 우리나라의 공식적인 통계자료와 미래 추세 연구를 통해서 제시한 내용을 요약하면 아래와 같다.

- 우리나라에서 전립선암의 발생은 최근 20년간 10배, 사망은 4배 증가하였다.
- 가장 높은 비율을 차지하는 연령대는 70세 이상으로 지난 20년간 전체 전립선암의 60% 이상을 차지한다. PSA검사가 보편적으로 시행되고 있지 않음에도 불구하고 대략 이들 200명 중 한 명의 비율로 전립선암이 발견되었다.
- 고령화로 인해 70세 이상의 인구 수는 지속해 증가할 것이므로 우리나라에서 전립선암 또한 계속 증가될 것으로 예상된다. 이는 우리나라보다 현재 남성 평균 수명이 더 길고(2019년 대한민국 80.3세, 일본 81.4세) 인구 대비 약 두 배 이상 전립선암이 많은 일본의 암 통계 예측과도 일맥상통한다.

이들을 한마디로 요약하자면, 21세기의 대한민국에서 전립선암은 대표적인 장·노년병으로 자리잡을 것이라는 전망이다. 그렇다면, 다음과 같은 질문이 자연스럽게 따라온다.

전립선암을 어떻게 발견하는가? 혹은 어떤 경우에 전립암의 발생을 의심할 수 있는가?

이 질문에 대한 대답은 다음 장에서 하고자 한다. 오늘날 전립선암을 조기에 진단하는 가장 대표적인 방법인 전립선 특이항원검사, PSA prostate specific antigen 검사에 대해서 소개한다.

2장

전립선암은 PSA의 암이다

암의 가능성, 위험도, 치료 전략, 재발여부 평가의 근간이 되는 PSA검사.

우리나라에서 진행된 지난 20년간 전립선암의 급속한 증가세를 살펴보았고, 그 원인을 한일 양국에서 공통으로 나타난 현상인 노령화에서 단서를 얻었다. 70대에서 두드러진 발병률을 보이는 전립선암의 역학적 특성을 감안하면 노인 인구의 증가와 평균 수명의 연장은 최근 두 나라에서 모두 전립선암을 급격하게 늘어나게 하는 근본적인 원인이 된 것으로 보인다.

그런데, 일본 남성에게 전립선암은 우리나라에 비해 6배 이상 많이 발생한다. 일본에서 전립선암이 발생률 1위의 암이 된 것은, 약 2.5배라는 인구 수를 감안하더라도 상당한 차이가 아닐 수 없다.[1] 인구 구성 차이를 보정하더라도, 일본에서 전립선암은 우리나라보다 두 배 정도 더 많이 발견되는 것으로 보인다. 무엇이 이러한 차이를 만들었을까.

각국의 암 등록 통계는 여러 경로를 통해 공개되므로 국제적 비교가 가능하고 보건정책 수립에서 중요하게 활용된다. 세계보건기구WHO, World Health Organization는 오래전부터 암의 국가별 비교를 위한 자료를 매년 발표하고 있다. 나라마다 인구적 특성과 의료보험제도가 달라 특정 시

1. 2019년 현재 94,749명으로 집계, 우리나라는 같은 해에 16,803명 등록

점에서의 정밀도는 다소 떨어지지만, 보편적인 경향을 비교하는데 유용한 도구이다.

2012년의 발표에서 한국과 일본의 전립선암 통계는 매우 유사했다. 나라별로 인구가 다르니 보통 어떤 질환의 발생률은 '몇 명꼴에 한 명 발생했다' 하는 식으로 인구수를 동일하게 통일하여 비교하고, 보통은 10만명당 발생한 환자 수로 정의하는 '조발생률crude incidence rate'을 사용한다. 작은 도시 하나에서 해마다 얼마나 많은 환자가 생기는지를 파악하는 셈법이라고 생각하면 이해하기가 쉽겠다. 예를 들어, 2012년에 세계보건기구에 보고한 연령 보정 10만 명당 전립선암 발생률은 우리나라가 30.3명, 일본은 30.4명이었다. 10만 명당 전립선암 사망률도 일본은 5.0명, 우리나라는 4.6명으로 유사했다.[2] 그러나 이로부터 그리 오래되지 않아

---

2. WHO 산하의 GLOVOCAN은 내년 국가적 암 통계의 비교자료를 보고하고 있다. 나라마다 연도별로 제출한 자료가 조금씩 달라 각 국의 실제 데이터와는 시차가 발생한다. 그럼에도, 조발생률로 인구수를 보정했을 때 2012년에 보고된 일본의 전립선암 유병률은 우리나라와 동일한 수준이었다.

출처는 오른쪽의 논문 참조.

GLOBOCAN 2012: Estimated Cancer Incidence, Mortality and Prevalence Worldwide in 2012. Available from URL: http://globocan.iarc.fr/Default.aspx (출처: Kimura T, Egawa S. Epidemiology of prostate cancer in Asian countries. Int J Urol. 2018 Jun;25(6):524-531. doi: 10.1111/iju.13593.

일본에서는 거의 매년 10만 명에 육박하는 전립선암 환자가 새로 등록되었다. 2019년 일본의 10만 명당 전립선암 수는 154.3명이었다.[3]

21세기에 일본에서 시행하고 있지만 오늘날의 우리나라에서 하고 시행하고 있지 않은 것이 있다. 그것은 전립선암 검진에서 핵심적인 역할을 하는 PSA검사에 대한 국가적 지원 체계이다.

한일 간의 여러 사회적, 문화적 배경을 고려하더라도 서양의 다른 나라들에 비해 음식이나 생활 습관 등의 차이는 상대적으로 크지는 않을 것으로 보인다. 전립선암의 발생의 주요한 원인 중 하나인 유전적 측면에서도 백인이나 흑인보다 인종적 차이는 훨씬 덜하다. 생물학적으로는 비슷해 보인다는 사실을 전제로, 한일간에 의료제도나 정책에서 뚜렷한 차이를 보이는 뭔가가 있다면 바로 그것이 전립선암의 발생률 차이를 만든 결정적 요인일 가능성이 높다. 이러한 시각에서 필자는 두 나라 간에 존재하는 'PSA검사의 기회'에서 나타나는 뚜렷한 차이를 주목해야 한다고

3. 일본의 국가암통계 사이트 http://ganjoho.jp 참조 인구당 사망율은 10만명당 21.3명.

생각한다. 과연 PSA검사가 무엇이길래 전립선암에서 이다지도 큰 차이를 만들어 내는가. 이 장에서는 전립선암에 대한 진단과 치료에 필요한 거의 전 영역에서 사용하는 중요한 검사인 PSA에 대해서 알아보기로 하자.

- PSA는 전립선에서만 생산되는 단백질이다, 따라서 전립선의 이상을 반영한다

인체에는 수많은 장기가 각자의 역할을 가지고 우리 몸을 지탱하고 있다. 심장이나 폐처럼 항상 정상적으로 활동해야만 하고 문제가 생기면 바로 인지되는 장기도 있겠지만, 상시적 생명 유지에는 큰 역할을 하지 않으므로 다소 문제가 생기더라도 당장은 알 수 없는 그런 장기들도 있다. 예컨대, 전립선이 바로 그러하다.

전립선의 역할은 무엇인가? '전립'의 한자는 前立으로 방광의 앞에 있는 장기이다. '선(腺)'은 고기 육(月) 변에 샘 천(泉) 자를 붙여 쓴다. 몸속의 샘으로 무언가를 분비하는 역할을 한다는 의미이다. 이는 그리스어에서 유래한 의학 용어인 prostate(pro: 앞 + istei: 서있다)를 한자로 번역한 일본식 조어이다. 현대 표준용어로는 '선' 대신 무언가를 분비하는 역할에 주목하여 '샘'으로 번역해서 '전립샘'이라고도 부른다.[4] 전립선은 방광 앞, 정확히는 아래에 위치한 분비샘이다. 원래의 기능은 분비되는 물질의 역할이 무엇인가에

4. 이 책에서는 더 알려진 전립선으로 통일했다

달려 있는데, 이들 전립선 분비물질들은 요로감염의 예방에도 기여하지만, 주로 생식과 관련된 기능, 즉 정자에 영양분을 공급하고, 액화를 방지하며, 수정을 돕는 역할을 한다.

이렇듯, 전립선의 본래 역할은 임신과 관련이 많으므로 한창 때가 지나 장·노년이 되면 상대적으로 그 중요성이 감소한다. 그때 전립선에 생긴 질환은 문제가 심각해져서 감당하기 어려운 상황이 되기 전까지는 발견하기 어렵다. 달리 전립선 질환을 빨리 알아채는 방법이 있을까?

만약, 우리 몸에서 만들어지는 수많은 단백질 중 특정한 장기에서만 생산되는 물질이 있다면 이를 그 장기의 이상을 알려주는 표지자로 사용할 수 있을 것이다. 값비싼 영상검사나 불편을 감수해야 하는 내시경 등 특수 검사를 거치지 않고도 표적 장기의 이상을 손쉽게 탐지할 수 있도록 도와주는 검사법의 발견은 현대 과학이 가져온 혜택이라 할 수 있다. 대상 질환이 흔하고 중요한 질환일수록 많은 후보물질이 경쟁적으로 검증을 거쳐 선택되고, 해석에 대한 지침이 조심스럽게 만들어진다. 이렇게 일반적인 검사를 통해 특정 암의 존재 가능성에 대한 예측을 도와주는 지표들을 '종양표지자tumor marker'라고 부른다. 보편적으로 사용되는 혈액 검사 기반 종양표지자들로는 대장암에 대해 사용되는 CEA, 난소암에 대해 사용되는 CA-125, 췌장암에 대해 사용하는 CA-19, 유방암에 대해 사용하는 CA-15 등이 있다. 전립선에서 이에 해당하는 종양표지자가 PSA prostate specific antigen, 전립선 특이 항원이다.

그림 2-1. 전립선암에서 혈중 내 PSA 농도의 증가

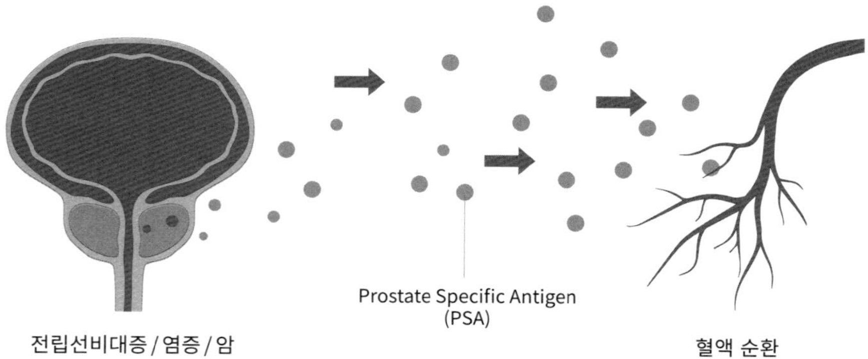

전립선 내부에서 어떤 문제가 발생하게 되면 전립선에서만 생산되는 단백질인 PSA가 혈관으로의 노출이 증가하여 결과적으로 피검사에서 그 수치가 상승하게 된다. 그림은 전립선암으로 인한 증가를 묘사하였다. 암, 염증, 전립선 자체의 비대는 모두 PSA를 일정한 정도까지 올릴 수 있으므로 PSA 결과값만 가지고 세 질환을 구분하는 데는 한계가 있다. 최종적으로는 조직검사를 거쳐야만 암의 발생 여부를 확증할 수 있다.

- PSA는 '질환' 특이적이지 않다

코로나 팬데믹을 거치면서 우리 사회에서 항원과 항체에 대한 개념은 이제 상식이 되었다. 코로나 식으로 풀이하자면, 바이러스는 항원이고 이를 방어하는 우리 몸의 면역 글로불린이 항체이다. 우리가 예방접종을 받는 것은 항체를 생성하여 다음에 항원이 몸에 들어왔을 때 이를 인지하여 바로 공격을 유도하기 위함이다. 그렇다면 전립선에 대한 항원이란 어떤 의미일까? 전립선이라는 장기에 매우 배타적으로, 즉 다른 장기에는 거의 결합하지 않고 전립선에만 선택적으로 결합한다는 의미에서 비유적으로 붙인 표현이다. 항원이라는 표현을 쓸 수 있을 정도로, 전립선 내부에서 일어나는 변화를 유별나게 잘 감지할 수 있다는 자신감이 묻어나는 네이밍으로 이해하면 될 것이다.

여기서 주의할 것은, 이것이 '전립선' 특이 항원이지 전립선 '암' 특이 항원이 아니라는 점이다. 즉, 암이 아니라도 전립선에 어떠한 문제가 발생하면 PSA가 상승할 수 있는데, 여기에는 매우 다양한 상황들이 있다.

며칠 정도의 일시적인 PSA 상승을 유발할 수 있는 요인들은 뒤에 따로 설명하기로 하고, 우선 '질환'이라고 할 수 있는 대표적인 상황들은 1)전립선 비대, 2)전립선염, 3)전립선 암이 있다. 부연하자면, 1)전립선 비대는 말 그대로 전립선의 크기가 나이가 들면서 젊었을 때 비해서 커지는 것이다. 엄밀하게는 전립선 전체의 크기가 아닌 이행대 transitional zone라고 불리는 일부 영역의 증가를 말한다. 이전에 비해 전립선을 구성하는 세포가 많아지게 되니 그 세포들에서 생산되는 PSA의 양도 덩달아 많아질 수 있다. 2)전립선염은 급성으로 발생한 경우, 전립선 내부에서 염증에 수반된 면역반응을 유도하기 위한 물질들이 빠른 시간 내에 공급되어야 한다. 이에 따라 전립선으로 혈액을 공급하는 혈관의 투과성이 일시적으로 증대되고, 이렇게 되면 비교적 소량 생산되던 PSA도 혈류에 더 쉽게 노출되므로 PSA의 농도가 증가할 수 있다.[5]

3)전립선암의 경우, 암세포 자체의 개체 수 증가에 따라 PSA의 생산도 증가되지만, 내부 정상 구조의 파괴로 인한 혈류로의 노출도 많아져 PSA가 상승한다.

장·노년의 상당수가 나이가 많아질수록 자연스럽게 전

5. 만성 전립선염에서 PSA의 상승 폭은 비교적 급성에 비해서 제한적이다. 급성 전립선염은 대부분 발열과 더불어 심각한 배뇨 곤란을 갑작스럽게 경험하게 되므로 PSA가 높아지긴 하지만 대체로 구분이 가능하다.

립선 비대증이 동반된다. 이런 경우 전립선 비대증과 전립선암은 소변 증상의 유무나 PSA수치의 증가만으로는 구분하기 어렵다. 하지만, 문제의 답이 두 가지로만 정해진다면 이 게임은 할 만할 것이다. 더구나 두 가지 중 하나는 암이라는 중요한 질환이니 다음에 해야 하는 결정적인 검사는 약간 피곤하더라도 그만한 가치가 있을 터이다. 이리하여, 최종적으로 암 여부를 결정하게 되는 과정이 전립선 조직검사이다.

- PSA는 특정 증상이 없는 대부분의 전립선암 환자에게 암의 가능성을 시사한다

1장에서 전립선암이 고령화 시대를 사는 우리나라 남자에게 압도적인 추세로 증가하고 있음을 확인하였다. 그렇다면 환자의 입장에서 전립선암의 발생을 눈치챌 수 있도록 하는 증상에는 어떤 것이 있을까? 전립선에 대한 대표적인 질환인 전립선 비대증과 전립선암에서 나타나는 PSA값은 비슷할 수 있는데 증상만으로 이 둘을 구분할 수 있을까?

다음 장의 <그림2-2>는 전립선암의 증상을 설명하고 있다. 이 그림의 핵심은 전립선 한가운데를 가로지르는 요도의 눌림으로 인해 여러 소변 증상이 생길 수 있음을 보여주는 데 있다. 마치 흐르는 강폭이 점점 좁아진 것처럼, 요도가 좁아져서 소변을 볼 때 흐름에 저항이 생기는 것이 전립선 비대를 설명하는 고전적인 방식이다. 전립선암의 크기가 크다면 이와 유사한 증상이 생길 수 있다. 반대로, 전립선암의 크기가 작거나 전립선의 여러 곳에 분산되어 생긴 경우에는 특별한 증상이 야기되지 않을 것이다.

그림 2-2. 전립선암의 증상 발현에 대한 개념도

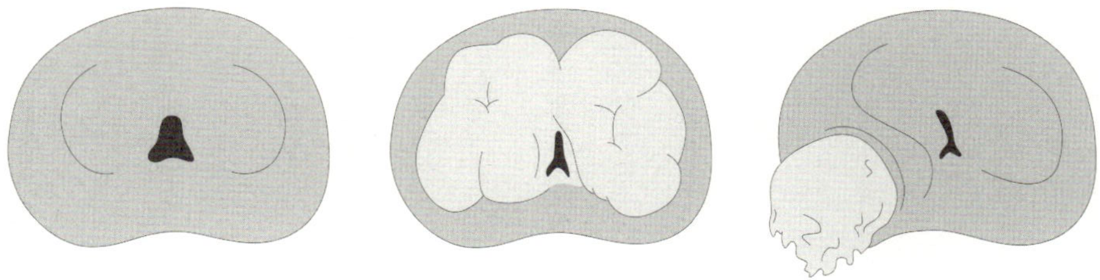

정상 전립선, 전립선 비대, 전립선암의 절단면을 통해 왜 소변이 잘 나오지 않는 증상이 생기는지는 설명하고 있다. 가운데의 검은 색 부분이 요도이다. 정상에 비해 전립선 비대증과 전립선암은 주변부의 팽창으로 요도 부분이 눌려서 좁아진다. 냇물에 댐이 생긴 것처럼, 요도가 좁아져 소변을 볼 때 흐름에 저항이 생기는 것이 전립선 비대의 고전적인 기전인데, 전립선암의 크기가 클 경우에도 유사한 증상이 생길 수 있다. 반면, 전립선암의 크기가 작거나 전립선의 여러 곳에 분산되어 생긴 경우에는 정상과 마찬가지로 특별한 증상이 없을 것이다. 즉, 전립선암은 전립선 비대와 유사한 증상을 야기할 수도, 그렇지 않을 수도 있다.

전립선암은 전립선 비대와 유사한 증상을 야기할 수도, 혹은 전혀 증상이 없을 수도 있다. 문제는, 이 두 질환들 모두 장·노년층의 상당수가 경험하게 된다는 데 있다. 우리나라에서 전립선암은 80대에서 대략 200명 중 한 명의 비율로 발생하였고, 65세 이상에서 두 번째로 흔히 발생하는 암이었다. 전립선 크기의 해부학적인 증가인 전립선 비대는 50대에서 50%, 60대에서 60%, 80대에서는 거의 대부분의 남성에서 발견된다. 따라서 일선 병원에서는 전립선 비대증의 증상을 가진 중·장년 남성에게서 이것이 전립선암의 증상이지 않을지를 확인할 필요가 있고 바로 이런 목적으로 PSA검사를 권장하고 있다.

다시 말해, 전립선 비대 증상은 전립선암으로 인한 첫 번째 증상일 수 있지만, 반대로 아무런 배뇨 증상이 없다고 해서 전립선암이 아니라고 말할 수 없다. 따라서 암의 발생 여부는 주관적으로 경험하게 되는 증상이 아닌 객관적인 검사로 판단하는 것이 옳다. 전립선암과 전립선 비대 중 하나로 대충 후보가 추려졌을 때 PSA 값에서 어떤 특성이 암의 가능성을 더 시사하는가?

일반적으로, 수치가 높을수록 암의 가능성이 증가한다. PSA의 결과값과 전립선암이 발생에는 상당한 연관성이 있다. PSA 값 3-10ng/mL에서는 25% 정도의 확률로 전립선암이 있고, PSA값 10ng/mL에서는 50%, 20ng/mL에서는 80% 정도의 확률로 암의 존재를 예측할 수 있다. 전립선 비대증으로 인해 증가하는 수치는 20ng/mL를 넘기 어렵지만 전립선이 아주 큰 경우 10ng/mL 정도의 값도 검출될 수 있으므로 3-10ng/mL사이의 값을 가질 경우 소위 회색지대로 취급한다.

- 일시적인 PSA 상승을 유발할 수 있는 암과 전립선 비대 이외의 요인들

전립선에서 발생하는 흔한 질환으로 전립선 비대, 전립선 염증, 전립선암을 열거하였고 이들 모두가 PSA값의 상승을 야기할 수 있음을 설명하였다. 급성 염증의 경우 염증반응의 소실과 함께 수주 이내에 상승되었던 PSA값은 정상으로 돌아온다. 전립선 비대나 전립선암은 만성적인 조직 자체의 변화에 기반하는 것이기에 PSA값이 단기간에 잘 바뀌지 않는다. 그래서 일선 병원에서는 PSA가 약간 높은 상태에서 발견되었을 때 바로 확정적인 조직검사를 시행하기보다는 일정한 시간이 지난 후 다시 검사하는 경우가 많아지고 있다. 암이 아닌 경우 PSA값이 일시적으로 높더라도 적절한 조치를 한 후 재검 시에는 점차 감소하는 경향을 가지기 때문이다.[6] 그렇다면 일시적으로 PSA의 상승을 유발할 수 있

6. 전립선 비대의 경우 알파 차단제 등의 약을 사용하며 감소한다는 대표적인 연구들은 아래와 같다. 항생제의 사용에 의해 PSA값이 감소됨은 이미 검증이 된 사례이다. 저자의 최근 다기관 연구 결과도 이를 뒷받침한다.

Young Hwii Ko, Byung-Hoon Kim, Wonho Jung, Ji Yong Ha, Teak Jun Shin, Se Yun Kwon, Hyun Jin Jung, Yoon Soo Hah, Tae Hyo Kim for the KYUS Group Delaying a Biopsy With Serial Prostate-Specific Antigen Checkup Helps to Identify

는 상황은 무엇인가?

우선, 측정 장비와 방식에 따른 차이를 고려할 수 있다. 이러한 차이에 따라 10% 정도의 오차가 생길 수 있다. 이는 PSA값의 조직검사 기준치cut-off value를 어떻게 설정하느냐에 따라 조직검사의 대상이 아닌 환자가 대상 환자로 바뀔 수 있을 정도의 수치이다. 같은 기기와 방식으로 측정하더라도 측정시기가 아침이냐 저녁이냐에 따라 동일한 사람이라도 10% 정도의 차이가 발생할 수 있다. 혈액 속에 소량만 분비되는 단백질을 정밀한 방식으로 측정하는 것이므로 측정의 정밀도가 올라갈수록 변화의 폭은 커질 수 있다.

---

a Significant Prostate Cancer: A Strategy to Evade Unnecessary Procedures Korean journal of urological oncology 2022; 20(3): 177-185. DOI: https://doi.org/10.22465/kjuo.2022.20.3.177

Tubaro A, De Nunzio C, Mariani S, Trucchi A, Miano R, Vicentini C, et al. Reduction of prostate-specific antigen after tamsulosin treatment in patients with elevated prostate-specific antigen and lower urinary tract symptoms associated with low incidence of prostate cancer at biopsy. Urology 2010;76:436-41.

Hanai T, Matsumoto S, Shouji S, Usui Y, Tang XY, Kato Y, et al. The changes of prostate specific antigen (PSA) after treatment with alpha 1-adrenergic receptor antagonists in men with 4.0-9.9 ng/ml PSA level—a study for comparison of benign prostatic hyperplasia/lower urinary tract symptoms (BPH/LUTS) and prostate cancer. Hinyokika Kiyo 2009; 55:187-91.

일상적인 활동도 PSA값의 상승에 영향을 미칠 수 있다. 많이 알려져 있지만, 흔히 간과하는 것이 사정 행위와의 관련성이다. 사정은 물리적으로 전립선 내의 압력의 증가와 순간적인 수축 및 이완의 유발로 전립선이 본연의 분비 역할을 충실히 수행하는 과정이다. 사정 후 2일 동안은 전립선에서만 생산되는 PSA값의 갑작스런 혈액 내 농도의 증가가 관찰될 수 있다. 물리적 변형을 가한다는 점에 있어서는 만성 전립선염에서 검사나 치료의 하나로 시도되곤 했던 전립선 마사지도 비슷한 원리로 PSA값의 일시적인 상승을 유발할 수 있다. 다소 논란은 있지만 도뇨관 삽입[7]과 방광내시경의 시행도 일시적인 상승을 유발하기도 한다.

레저 인프라가 개선되면서 자전거를 타는 동호인이 점차 늘고 있다. 장거리 자전거 타기는 온몸의 체중이 좁은 안장에 집중되므로 전립선의 PSA수치의 증가로 이어질 수 있다. 50km 정도의 라이딩은 최대 2일 정도까지 일시적 PSA 상승을 보일 수 있다.[8]

7. 전신마취 수술에서 기본적으로 시행되는 경우가 많다.

8. 자전거 타기의 PSA에 대한 영향에 대해서는 몇몇 연구들이 있다. 단거리의 경우 별 영향을 미치지 않으며 장거리에서 영향을 미친다는 결론이 대부분이다. 이들 문헌에 대한 대표적인 systemic review는 아래의 문헌을 참조.

따라서, 처음 시행한 PSA수치가 약간 높아서 다음에 재검하게 될 경우, 의료진과 환자 모두 위의 요건들을 십분 고려할 필요가 있다. PSA의 반감기[9]가 약 3일 정도임을 감안하면, 다음 검사의 시기 동안 위에서 열거한 전립선에 대한 직접적·간접적 자극을 줄임으로써 애매한 PSA 값 증가 가능성을 최소화하는 것은 불필요한 조직검사를 회피할 수 있는 현명한 방안이 될 수 있다. 전립선암이 아니면서 PSA를 증가시킬 수 있는 요인들을 정리하면 다음 <표2-1>과 같다.

표 2-1. 전립선암이 아니면서 PSA 상승을 일으킬 수 있는 흔한 요인들

- 나이	- 자전거(장거리)
- 전립선염(급성/만성)	- 최근의 전신/척추마취 이용 수술
- 전립선 비대	- 직전의 방광내시경 시행
- 전립선 직장수지검사	- 2일 이내의 사정
- 요로감염	

Jiandani D, Randhawa A, Brown RE, Hamilton R, Matthew AG, Kuk JL, et al. The effect of bicycling on PSA levels: a systematic review and meta-analysis. Prostate Cancer Prostatic Dis 2015;18:208-12.

9. 혈중 특정 물질의 농도가 절반으로 줄어드는 기간

- 전립선암이 의심되어 조직검사를 권장하게 되는 PSA수치의 적정선은?

여러 번 강조하지만, PSA는 전립선암이라는 '질환'에 특이하게 반응하는 수치가 아니고 전립선이라는 장기의 '변화'를 반영하는 것이다. PSA가 기준치보다 높다는 것은 범인에 대한 '심증'의 역할은 할 수 있지만 '물증'이 될 수는 없다. 최종적으로, 암의 발생 여부는 다른 암들과 마찬가지로 조직검사라는 과정을 거쳐서 확인한다. 암은 정상 세포가 기능적·형태적으로 변형을 일으킨 결과물이므로 인체 내의 어떤 암이건 대부분 그 조직을 채취하여 현미경을 통해 암으로서의 특징이 관찰되어야만 비로소 암으로 확인할 수 있다.

대부분의 PSA 상승을 동반하고, 많은 경우에 전립선 비대 증상도 동반한 장·노년 남성에서 최종적으로 직면하게 되는 문제는 '나에게 전립선암이 발생했나 안 했나'로 귀결된다. 전립선암에 대한 PSA검사의 가장 큰 쓸모는 나에게 과연 전립선암이 발생했는지를 '시사'하는데 있다. 이런 목적이라면, 약간이라도 PSA가 높으면 조직검사를 시행하도록 권장하는 지침을 만들어 전국의 모든 의사가 이를 따르게 하면 비교적 초기의 전립선암을 잡아낼 수 있을 것 아닌가? 그러니 이 기준은 낮을수록 좋겠다. 그래야 가급적 많은 암을 골라낼 있기 때문이다. 이러한 입장에서, 민감도를 최대로 높인 검사 수치가 제안되었던 시기가 있었다. 이 입장에 속한 의사들은 2-3ng/mL 사이의 비교적 낮은 PSA수치를 조직검사 시작의 기준으로 제안하였다.

4장과 5장에서 자세히 설명하겠지만, 모든 전립선암이 치명적인 것은 아니다. 이 책의 제목에서 암시하고 머리말을 통해 밝혔듯 오늘날은 전립선암을 치료의 첫 단계에서 치명적인 암과 덜 치명적인[10] 암으로 크게 구분한다. 치명적 암을 발견하여 치료하는 것이 종양표지자의 원래 역할이니 발견되는 모든 암이 치명적이라면 치료하는 이득이 있겠지만 실상은 그렇지 않다. 예상보다 많은 수의 환자들은[11] 덜 치명적인 암으로 분류된다. 덜 치명적이지만 암은 암이니 그래도 치료하는 게 낫지 않은가 라고 생각할지도 모른다. 이들 암에 대해서는 '당장' 적극적인 치료를 할 필요가 없다는 것이 이 책을 관통하는 주제이니 차차 살펴보도록 하자. 우선 여기서는 20년간 대규모 임상 연구를 통해 암 치

---

10. Indolent tumor, 즉 '게으른 암'으로 묘사하기도 한다

11. 구체적인 비율은 나라마다 인종마다 다를 것이다, 자세한 내용은 4장에서 기술한다.

료 연구의 가장 강력한 지표인 '생존율'이나 '암 특이 생존율' 모두 당장 수술을 한 사람들과 그냥 관찰만 했던 사람들과의 결과에서 차이가 없었다는 것만 언급해 두도록 하자. 이런 맥락에서 보자면 가급적 모든 암을 발본색원하기 위해서 조직검사 시행을 위한 PSA 기준치를 낮출 경우로 결과적으로 발견하지 않았어도 문제가 안되었을 암을 많이 발견하게 된다. 이는 '불필요한' 치료와 이로 인한 부작용만 늘어나 결과적으로 삶의 질이 오히려 떨어질 수 있다. 그래서 2012년 이후, 대부분의 진료지침에서 비중 있게 고려하는 것은 무조건적인 암의 발견보다는 의미 있는 암의 발견과 의미 있는 치료, 다시 말해 과잉 발견over-diagnosis과 과잉 치료over-treatment를 효과적으로 억제하면서도 공격적인 암의 발견율은 높게 유지할 수 있도록 조직검사에 대한 조건을 정교하게 다듬어 가는 경향이다.

이러한 관점에서 90년대에 제안되어 많은 의사에게 오랫동안 각인되어 있던 PSA의 조직검사 권고 기준치인 4ng/mL(혹은 3ng/mL)이 지나치게 획일적인 기준으로 여겨질 수 있다. 조기 치료를 받아서 암 치료의 실 이득이 발생할 소수의 사람을 위해, 그렇지 않은 암을 가진 다수의 사람들까지도 치료받아야 하고 이에 따라 발생하는 부작용은 오롯이 개인이 떠안아야 한다는 점에서 그렇다.

이 견해의 극단적인 반대편에서는, 임상적으로 중요한 암 '만'을 발견하면 됨으로 대부분 낮은 PSA로 발견되는 저병기 암의 발견을 포기하고 PSA 기준치를 올리자는 주장이 나올 수도 있고, 실제로 아예 기준을 중간위험도 전립선 암의 기준인 10ng/mL으로 상향하자는 목소리도 있다.[12] 이 경우 실제로는 공격적이나 PSA의 수치는 낮은 특수한 형태의 전립선암을 놓칠 가능성도 다분히 존재한다. 많은 사람들이 불필요한 조직검사를 피해 갈 수는 있지만, 반면 꼭 발견되었어야 하는 암이 진행된 상태에서 발견되는 소수의 환자들이 발생할 수 있다.

어떤 것이 옳은가? 가치관의 차이를 감안해야겠지만, 다소 상반된 두 가지 목표, 즉 사회적 비용과 심리적 불안 요소를 감소시키면서도 의미 있는 암의 발견율은 높일 수 있도록 PSA의 조직검사 기준치를 그 나라에 맞게 정밀하게

---

12. PSA 기준치를 10ng/mL 이상으로 올리자는 주장은 현 시점 의학논문 중 가장 높은 impact factor를 가진 잡지에 실린 논문이다. 결론 부분에서 PSA 절단치를 10ng/mL로 할 수 있음을 제안한 이후 여러 국제적 저널에서 PSA 기준 상향에 대한 논란의 불을 지폈다. 아직 최종 결론은 내려지지 않은 상태이다.

Welch HG, Albertsen PC. Reconsidering Prostate Cancer Mortality - The Future of PSA Screening. N Engl J Med. 2020 Apr 16;382(16):1557-1563.

설정하는 작업이 선행되어야 한다.

그러나 한국에서는 아직 PSA검사의 기회가 다른 선진국들에 비해 압도적으로 부족하다. 이 기준치를 낮춤으로써 발생할 가능성이 있는 과잉진단·과잉치료의 폐해를 걱정하기 이전에 우선 PSA의 검사 자체를 더 자주 할 필요가 있다. 불필요한 검사나 기준치를 둘러싼 논란은 전립선암의 발생률이 어느 정도 일정치를 도달한 이후에 논의해도 된다. 그러나 현재 우리나라에서는 보편화되지도 못했고 따라서 그 장점이 드러나지도 못한 PSA검사에 대해 아직 일어나지도 않은 폐해부터 걱정하는 목소리가 이미 PSA가 보편화된 외국의 진료지침을 수용하는 과정에서 점차 커지고 있다.

현시점 대한민국에서 PSA검사 값의 조직검사 권고 기준치는 아직 공식적으로 제정된 바 없다. 개인적인 견해를 밝히자면 PSA의 일시적 상승의 가능성을 고려하여 조직검사의 절단치는 3-10ng/mL 사이로 비교적 넓게 설정하되 여러번 측정한 PSA가 모두 기준치 이상이라면 조직검사를 권장할 수 있을 것이다. 특히 소변을 볼 때 불편하지 않은데도 첫 번째 측정치가 10ng/mL를 넘었다면 신속한 조직검사가 필요하다고 본다.

- 나라마다 PSA의 검사 빈도는 매우 다르다

우리나라의 PSA검사 빈도는 통계상 집계가 어려운 건강검진 등의 데이터를 제외하더라도 최근 10년 사이 4배 증가할 정도로 많이 늘어났다. 그럼에도, 1장에서 소개한 노령화된 인구구조와 폭증하는 전립선암의 추세를 감안한 PSA검사의 여러 요건, 즉 어느 나이에서부터 시작할 것이며, 얼마나 자주 검사할 것이며, 어떤 수치부터 조직검사를 권고할지에 대한 합의된 기준이 없어 서구에서 제시된 보편적 절단치를 받아들이는 수준에서 크게 벗어나지 못하고 있다. 이전보다 늘어났다고는 하지만 다른 나라에 비해 여전히 PSA검사가 자주 이루어지고 있지 않은 상황에서, 우리나라에서는 전립선암은 고위험군에서 발견되는 사례가 많았고 이러한 경험들은 '한국인에게 전립선암은 공격적인 경향이 있다'는 해석으로 일반화되기도 했다.[13]

---

13. 서양인과 비교한 한국인 전립선암의 공격적 특성은 2006년 이후 여러 연구자에 의해 유사한 결과로 보고가 이어지고 있다. 그러나, 대부분의 연구에서 대상 한국인의 나이가 많고 노령에는 전립선암의 공격성이 증가하므로 주요 혼란 변수가 보정되지 않았던 점을 감안해야 한다.

Song C, Ro JY, Lee MS, Hong SJ, Chung BH, Choi HY, Lee SE, Lee E, Kim CS, Ahn H. Prostate cancer in Korean men exhibits poor differentiation and is adversely related to

그러나, 거시적으로 보자면 그간 우리나라에서는 PSA 검사의 빈도가 알려지지 않았기에 오래전부터 PSA를 폭넓게 활용해 온 미국이나 유럽 각국과의 인종적 비교로 이어지기에는 다소 무리가 있다고 생각한다. 우리나라는 PSA검사를 받을 기회가 다른 나라에 비해 적다 보니 발견될 당시 이미 전이로 이어진 사례가 많아졌을 가능성이 높을 것이다. 그러므로 각 나라에서 실시한 PSA검사의 빈도를 비교해 보는 것은 암의 인종적 특성을 규명하기 전에 발견 당시의 조건을 동일하게 다지는 작업이 될 것이다.

그렇지만, 나라마다 상이한 의료제도와 검사 체계, 보험 및 집계 체계의 차이로 PSA의 국가별 빈도를 비교하기란 의외로 쉽지 않다. 우선 전립선암에 대해 해마다 수많은 보고들이 쏟아져 나오고 있는 미국의 사례를 토대로 PSA검

---

prognosis after radical prostatectomy. Urology. 2006 Oct;68(4):820-4.

Kang DI, Chung JI, Ha HK, Min K, Yoon J, Kim W, Seo WI, Kang Pm, Jung SJ, Kim IY. Korean prostate cancer patients have worse disease characteristics than their American counterparts. Asian Pac J Cancer Prev. 2013;14(11):6913-7.

Jeong IG, Dajani D, Verghese M, Hwang J, Cho YM, Hong JH, Kim CS, Ahn H, Ro JY. Differences in the aggressiveness of prostate cancer among Korean, Caucasian, and African American men: A retrospective cohort study of radical prostatectomy. Urol Oncol. 2016 Jan;34(1):3.e9-14

사가 얼마나 자주 시행되는지를 살펴보자. 전립선암의 빈도는 국적을 불문하고 나이와 더불어 증가한다. 미국에서는대부분 50대에서 첫 번째 검사를 시행하고 있는데, 2001년에는 50세 이상 미국 남성의 75%가 최소 1회 이상의 PSA검사를 받았고, 57%는 주기적으로 PSA검사를 시행 받았다.[14] 2005년의 보험정보를 이용한 빅데이터 연구에서 당시 미국 50대 이상자의 40%는 그 해에 반복으로 PSA검사를 받았다고 보고하고 있다.[15]

2005~2015년 사이의 경향에 대해서는 미국의 국립보건원인 국립보건원 NIH, Natioanl Health Institute에서 시행한 미국 전역에 걸친 설문조사를 통해 엿볼 수 있다. 55세 이상 남성의 PSA검사 빈도는 2008년의 43.1%에 비해 약간 줄어들긴 했으나 여전히 30% 이상의 인구에서 검사가

---

14. Sirovich BE, Schwartz LM, Woloshin S. Screening men for prostate and colorectal cancer in the United States: does practice reflect the evidence? JAMA 2003;289:1414-20

15. 아래 논문의 그림 2를 참조.

Negoita S, Feuer EJ, Mariotto A, Cronin KA, Petkov VI, Hussey SK, Benard V, Henley SJ, Anderson RN, Fedewa S, Sherman RL, Kohler BA, Dearmon BJ, Lake AJ, Ma J, Richardson LC, Jemal A, Penberthy L. Annual Report to the Nation on the Status of Cancer, part II: Recent changes in prostate cancer trends and disease characteristics. Cancer. 2018 Jul 1;124(13):2801-2814.

시행되었다(2013년 32.8%, 2015년 33.7%,[16]). 흥미로운 것은 우리나라의 경향과는 정반대로 이 기간에 75세 이상 노인에서 PSA검사의 빈도가 감소하였다는 점이다. 미국에서 유사한 기간 중 PSA검사율이 줄었던 연령대는 70세 이상이 유일하여 2008년의 51.1%에서 2015년의 36.4%로 감소했다. 그러나 최근의 조사에서는 이마저도 다시 증가세로 돌아섰다. 2018년 미국의 전국적인 설문조사에서 55~69세 사이의 PSA검사 빈도는[17] 39%로 2013년의 38%에 비해 별다른 변동이 없었지만, 미국에서 PSA검사가 권고되는 연령대를 초과한 70대 이상 남성에서 2018년 PSA검사 빈도는 45%였다.[18]

---

16. 출처는 아래의 논문. Berkowitz Z, Li J, Richards TB, Marcus PM. Patterns of Prostate-Specific Antigen Test Use in the U.S., 2005-2015. Am J Prev Med 2017; 53:909-13.

17. 미국에서 PSA검사가 권장되는 연령대이다.

18. 우리나라의 조사는 앞서 언급한 저자의 2006~2016년 사이 40세 이상 남성에서 PSA검사의 빈도에 대한 통계자료이다. 보험자료를 기준으로 약 350만 명의 PSA검사 수검률을 전국적으로 조사하였다. 2006년에 비해 2016년까지 모든 연령에서 검사율이 아주 많이 증가했는데, 이러한 증가에도 불구하고 2016년 현재 우리나라 전체의 검사율은 7. 27%였다. 연령별로는 40대에서 1.65%, 50대에서 4.9%, 60대에서 12.0%였으나, 70대에서는 19.2% 80대에서는 21.6%로, 70대 이상에서는 5명 중에 한 명꼴로 PSA 검사가 시행되었다.

출처는 아래의 논문.

획일화된 보험체계를 갖는 특정 집단에서는 더 상세한 추이 분석이 가능하다. 예컨대 세계 최대의 고용인을 가진 목적 단체인 미군(대략 350만 명)의 대부분은 자국 내에 산재한 보훈병원Veteran Hospital을 통해 의료서비스를 받는다. 2009~2018년 사이 40~80세 남성의 PSA검사 빈도를 살펴보면, 2009년에는 63%였던 검사율이 2018년에는 51.2%로 약간 줄긴 했으나 40~69세 사이의 연령에서는 거의 변화가 없었다. 물론, 미군의 경우 보훈 병원을 통해 의료서비스를 제공받으므로 이는 일반인보다는 다소 높은 수치일 수 있다.[19] 그러나 2018년의 다른 연구에서 55~69세 사이의 나이에 PSA선별검사의 빈도는 미군과 민간인에서 각각 43%와 40%로 큰 차이가 없었다.[20]

Ko YH, Roh KC, Kim BH. The national-wide incidence of prostate-specific antigen testing trend for a decade in Korea by age group. Investig Clin Urol. 2022 Mar;63(2):184-191.

19. 출처는 아래의 논문.

Leapman MS, Wang R, Park H, Yu JB, Sprenkle PC, Cooperberg MR, et al. Changes in Prostate-Specific Antigen Testing Relative to the Revised US Preventive Services Task Force Recommendation on Prostate Cancer Screening. JAMA Oncol. 2022 Jan 1;8(1):41-47. doi: 10.1001/jamaoncol.2021.5143.

20. 출처는 아래의 논문.

Alkhatib K, Labban M, Briggs L, Nguyen DD, Herzog P, Cole AP, et al. Does Veteran

일본의 경우 전 국민에 대한 일관된 체제는 아니지만, 지방자치단체의 검진 프로그램, 자영업자에 대한 검진 지원에 PSA검사가 포함되어 있다. 50대에서 PSA의 일반적 검진율은 30%에 이르는 것으로 추정한다.[21] 정리하자면 미국과 일본에서 50세 이상 남성에서 PSA검진율은 매년 30~40%에 달하는 것으로 보인다.

Status Mitigate Racial Disparities in Prostate Cancer Screening? Analysis of Prostate Specific Antigen Screening Patterns in the 2018 Behavioral Risk Factor Surveillance System Data. J Urol 2022;207:993-1000.

21. 일본의 50대에서 PSA의 일반적 검진율은 30%에 이르는 것으로 추정되고 있으나 이는 공식적 보고가 아니며 일본 PSA의 거시적 연구를 주도하고 있는 군마현 구로사와 병원의 Kazuto Ito 교수와 필자와의 이메일 대담을 토대로 한것이다.

관련 논문은 아래 참조.

Ito K, Oki R, Sekine Y, Arai S, Miyazawa Y, Shibata Y, Suzuki K, Kurosawa I. Screening for prostate cancer: History, evidence, controversies, and future perspectives toward individualized screening. Int J Urol 2019;26:956-70.

- 상대적으로 낮은 대한민국의 PSA검진율에 내재한 의료적 불평등

미국과 일본의 PSA검진율을 앞에서 알아보았는데, 우리나라에서의 일반적인 PSA검사 시행율은 얼마나 될까? 아직 우리나라에서는 전 국민을 대상으로 시행되는 국가 암검진이나 생애전환기 검진 등 각종 건강검진 프로그램에 PSA검사가 포함되어 있지 않다. 반면 개별적으로 시행되는 사보험의 영역에서 흔히 '종합검진'이라 부르는 대형병원의 건강검진센터를 이용한 서비스들은 대부분 PSA검사를 포함하고 있다. 이렇게 시행되는 비보험 검사의 경우 국가 데이터로 등록되지 않으므로 정확한 시행 횟수를 추정하기 어렵다. 검사 결과값이 높은 경우에는 조직검사 유무를 결정하기 위해 대부분 PSA를 다시 확인하게 되고 이 경우는 보험체계를 통해 인지된다. 그러므로 우리나라의 건강보험통계자료에서 집계되는 PSA빈도는 가장 보수적인 수치로 받아 들여질 수 있을 것이다.

이러한 가정하에 필자는 2020년에 최근 10년간 (2006-2016년 사이)의 건강보험 자료를 바탕으로 전수조사를 시행했다. 그 결과는 다른 나라들과 비교하면 사뭇 충격적이기까지 하다. 해가 갈수록 피검률이 증가했음에도 보통 다른 나라에서 PSA검사를 시작하는 연령인 50대에서 우리나라의 PSA검사의 시행률은 2016년 4.9%에 지나지 않았다. 40대 이상 전체 인구 중 7.3%만이 PSA검사를 받았다.[22] 그나마 70대 이상 연령대에서 검사율 증가로 이러한 결과가 나온 것이지, 비교적 젊은 연령대에서 PSA검사의 수검률은 주요국 대비 1/4~1/5 정도에 불과한 것이다.

제도적 검진 사업에 PSA가 포함되어 있지 않다면 어떤 과정을 통해 PSA검사를 시행하게 될까? 이 질문은 왜 우리나라에서 50대보다 유독 70세 이상의 연령대에서 PSA검사율이 높은가 하는 문제와 일맥상통한다. 우리나라의 장·노년층에서 PSA를 검사하게 되는 경우는 암 검진을 위해서라기보다는, 그 연령대에서 대부분 가지게 되는 전립선 비대

22. 2016년에 40대에서 1.65%, 50대에서 4.9%, 60대에서 12.0%, 70대에서 19.2% 80대에서 21.6%로 PSA검사가 시행되었으면, 70대 이상에서는 5명 중에 한 명꼴로 PSA검사가 시행되었음.

증에 대한 확인을 위한 목적이 더 크다. 전립선 비대 증상의 치료를 위해 방문한 병원에서 약을 처방하기 전에 기본적으로 시행하는 검사로서 PSA검사가 시행되는 것이 보다 일반적이다.[23] 암에 대한 선별 검사로 시행되었다면, 암에 대한 대부분의 검사들은 2년 간격으로 구성되어 있는 것과 유사하게 정기적인 간격을 두고 반복하는 것이 질환을 발견할 가능성을 높일 수 있을 것이다. 그러나, 우리나라에서 PSA 검사는 이렇게 규칙적인 반복주기를 가지고 검사하지 않으니, 일회적 혹은 비주기적인 검사를 통해 발견된 '돌발적'인 PSA 수치의 변화로 전립선암 발생을 짐작하는 구조가 될 수 밖에 없다.

노인의 경우에는 그나마 전립선 비대증이라는 아주 흔한 질환이 있고 이에 대한 투약 이전에 PSA검사가 강력히 권고되고 있으니, 최소한의 검사 기회라도 부여될 수 있다. 반면, 전립선 비대증으로 인한 증상이 없거나 조금 더 젊은 연령대일 경우 PSA검사에 대한 인식 자체는 매우 낮을 수

23. 이 경우에는 전립선암이 아닌지 판정하는 목적보다는 전립선 비대증에 대한 약물 중 PSA검사를 시행하도록 권고된 현 급여 지침을 따른 것이다.

밖에 없다. 2020년, 비의료인의 PSA검사에 대한 인식을 조사했던 대한비뇨기종양학회의 연구는 바로 이러한 상황을 적확하게 보여준다. 40대, 50대, 60대 각각 200명, 총 600명에 대해 진행된 설문조사의 결과는 아래와 같다.

그림 2-4. 전립선 특이항원검사 인식 조사

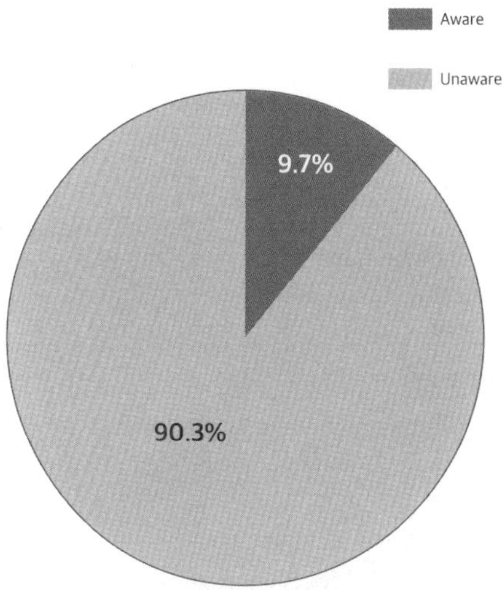

대한비뇨기종양학회에서 2020년에 시행한 전립선특이항원 및 전립선암 조기 검진에 대한 대국민 인식조사 설문결과 중. “전립선암은 ‘전립선특이항원(PSA)검사’라는 간단한 혈액 검사로 조기 검진 할 수 있습니다. 이 검사에 대해서 알고 있습니까? (예/아니요 로 대답)”라는 질문에 대해, 알고 있다는 응답은 9.7%에 불과했다 (자료출처[24]는 참조).

---

24. 출처는 아래의 논문.
편종현, 강석호, 김지연, 신재은, 정인갑, 김종욱 등. 전립선특이항원 및 전립선암 조기검진에 대한 대국민 인식 조사 설문 결과. Korean J Urol Oncol 2020;18(1):40-46

그림 2-5. 전립선 특이항원의 국가 검과 유무 인식 조사

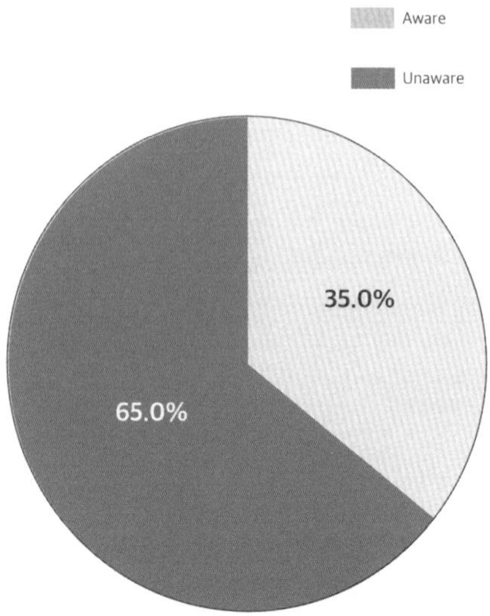

같은 설문 조사에서, "전립선암 선별 검사로 흔히 사용되는 '전립선특이항원(PSA) 검사'가 국가암검진에 포함되어 있다고 생각합니까?(포함되어 있다/포함되어 있지 않다로 대답)"라는 질문에 대해 알고 있다는 응답은 35%에 불과했다. (자료출처 각주25와 같음)

이렇듯 검사에 대한 정보 자체를 90%가 모르는 상황이라면, 전립선 비대 증상이 없거나 경미한 남성이 PSA검사를 시행 받을 기회란 비보험으로 시행되는 사설 검진 프로그램을 제외하고는 사실상 없을 것으로 보인다. 그런데 우리나라에서 이들 '종합검진'은 모든 사람이 다 받을 수 있는 검사가 아니다. 이마저도, 오늘날 우리나라의 첫 번째 직장에서의 평균 퇴직 나이인 40대 말~50대 초반은[25] 등록된 전체 전립선암의 10%에도 미치지 못한다. 따라서 이들 비보험 검진으로 우리나라 전립선암의 90% 이상을 차지하는 60대 이상 인구의 검진율을 끌어올리는 데는 턱없이 부족할 것으로 예상된다. 더욱이 대형병원의 접근성이 떨어지는 읍·면·군 단위의 오지에서는 주기적인 검사가 더 어려울 것이다. 실제로, 2006-2016년 사이 전국 17개 시도 중 PSA검사를 반복적으로 시행받은 횟수는 서울 지역 거주자가 3.25회로 다른 시·도에 비해 압도적으로 많았다. 반복 검사의 횟

---

25. 2021년 통계청 발표, 우리나라 남성의 평균 정년퇴직 나이는 '2021년 5월 경제활동인구조사 고령층 부가 조사 결과'를 참조. 가장 오래 근무한 일자리(55~64세)의 평균 근속기간은 15년 2.1개월, 그만둘 당시 평균 연령은 49.3세로, 이전에 비해서 점차 감소 중.

출처 통계청, 2021년 7월 27일 배포 (https://eiec.kdi.re.kr/policy/materialView.do?num=216489&topic=)

수는 대도시권(2.97회), 도시권(2.83회), 읍·면·군 지역(2.75회)으로 시골로 갈수록 낮았다.[26]

검사에 대한 정보와 수검받을 기회의 비대칭성이 의미하는 사실은 전립선암의 검진율이 고학력자와 고수입자에서 특히 높아질 가능성이다. 다시 말해, 우리나라에서는 PSA라는 전립선암 검진에서 핵심적인 역할을 하는 검사의 기회가 다른 나라에 비해 매우 낮고, 그나마도 평등하게 주어지고 있지 않은 것으로 보인다. PSA검사빈도의 차이는 우리와 유사한 인종적 인구 구성적 특성을, 가진 일본이 우리나라 인구 대비 전립선암의 진단율이 두 배 이상 차이가 나는 요인이 되었다. 여러 번 언급했듯이 대부분의 전립선암은 뚜렷한 증상이 없으므로 PSA검사에 노출될 수 있는 가능성이 얼마나 큰지가 발견 빈도에서 직접적인 차이로 연결될 가능성이 높다. 바로 이 점에서, 우리나라의 낮은 검사

26. 필자의 최근 연구로 출처는 아래와 같다.
Young Hwii Ko, Byung Hoon Kim. The Incidence of Prostate-Specific Antigen Test in a Country With a Limited Social Perception of Prostate Cancer 2006-2016: Disparities Manifested by Residential Area. Korean journal of urological oncology 2022; 20(1): 43-51. (2021년 대한비뇨기종양학회 MDC 학술상 공모논문 우수상 수상)

빈도로 아직도 상당수의 전립선암이 검사의 기회를 얻지 못해 발견되지 않았을 가능성이 있다. 일본의 수치를 대입했을 때 최대 현재 수치 두 배의 발견되지 않은 전립선암이 존재할 수 있을 것으로 추측한다. 이 분야에 종사하는 사람으로써 매우 답답하게 여겨지는 현실이다.

- 결론 : 오늘날 전립선암은 대부분 PSA검사에 의해 발견되지만, 우리나라의 검사 빈도는 매우 낮다

이번 장의 주요 내용을 요약하면 아래와 같다.

- PSA는 전립선에서만 생산되는 단백질이다. 따라서 전립선의 이상을 반영한다.
- 증상이 없는 대부분의 전립선암은 PSA검사에 의해 그 존재를 의심할 수 있으나 일시적으로 수치를 올릴 수 있는 상황들이 많다.
- PSA가 지속적으로 높을수록 전립선암일 가능성이 커진다. 암 검진을 위한 적정선은 3-10ng/DL 이상으로 비교적 넓다. 조직검사를 위한 기준치의 선정보다 중요한 것은 다른 선진국에 비해 1/4 이하에 불과한 검사의 빈도이다.

왜 이렇게 우리나라의 PSA검사의 빈도가 낮은 것인가?

이는 가장 보편적으로 시행되는 목적의 검사 집단, 즉 국가 암검진 사업에 아직 PSA검사가 포함되어 있지 않기 때문이다. OECD 국가 중에서도 순위를 다투고 코로나를 비롯한 각종 보건 지표에서 수위를 다투는 우리나라에서, MRI, CT, 위내시경 등 다른 특수 검사보다 상대적으로 저렴

하고 간단한 검사인 PSA가 왜 아직 전 국민에게 보편적으로 시행되지 못하고 있는가? 우리와 유사한 다른 나라의 사정은 어떤가? 전립선암에 대한 선별검사의 목적으로 PSA를 보편적으로 시행하는 것이 암에 대한 생존율을 증가시킨다는 증거가 있는가? 얼마나 많은 사람이 PSA선별검사를 시행해야 그 장점이 발생하는가? 이때 발생한 장점은 사회적 비용 대비 효과적이라고 할 수 있는가?

이상의 논점들은 지난 10년간 보건정책 당국과 전문가 집단 사이에 첨예하게 이어진 토의 내용이다. 하나하나가 가볍지 않으며 한편으로는 암의 선별검사란 어느 정도의 조건을 가져야 하는지를 밝히는 다소 철학적인 질문이기도 하다. 일반 독자들의 이해를 위해 다음 장에서 이 내용들을 개략적으로 살펴보기로 하자.

3장

오늘날 우리나라에서 PSA의 지형도

2020년 발생률 및 유병률 기준 남성 암 3위인데도
국가 암검진사업에서 외면받은 이유는?

앞 장에서 우리는 전립선암이 인체의 다른 암들과의 차이는 증상이나 영상의학 검사가 아닌, PSA라는 혈액 검사의 수치에 많이 의존한다는 점을 살펴보았다. PSA는 현재 진료 현장에서 전립선암의 발생 가능성, 조직검사의 시행 여부, 어떤 치료를 우선할 것인지에 대한 판단, 재발 및 전이의 위험도 추정, 치료 후 경과에 대한 예측, 치료 후의 재발 여부 판단과 조치 등 전립선암 분야의 진단과 치료에 필요한 많은 영역에서 활용된다. 1986년 전립선암 분야에 도입된 이후 21세기 초반을 관통하는 현재에 이르기까지, 이 검사를 넘어서기 위해 전립선암에 대한 여러 표지자가 수없이 개발되었지만 도전장을 내미는 다른 검사들을 물리치고 지금도 여전히 전립선암 분야에서 핵심적인 역할을 맡고 있다.

전립선암의 유병률이 높은 미국이나 유럽에서는 응당 PSA검사를 전국민적 검사로 도입하여 시행하는 것이 마땅했다. PSA검사 결과가 없었다면 몰랐을 암의 존재를 손쉽게 발견할 수 있게 되었으니 이 검사는 이러한 암의 조기 발견으로 환자들이 더 오래 사는 데 기여했을 것이 아닌가. 그런데, 여기에서 문제가 생겼다.

현대 의학에서 새로운 의학적 발견, 즉 검사, 약물, 치료, 수술 방법 등이 전면적으로 받아들여지기 위해서는 엄격한 검증 절차를 거쳐야 한다. 생명을 다루는 이 분야의 특성상 실수의 가능성이 작아야 하는 것은 기본이고, 정책이 한 번 결정되면 그대로 수행하기 위해서 사회적으로 오랜 기간 동안 막대한 비용을 지불해야 하기 때문이다. 현재 사용되는 의학적 가설에 대한 검증 기법 중 가장 신뢰성이 높은 방법은 무작위 대조군 연구Randomized clinical trial, RCT라고 불리는 방법이다. 이는 대상 환자들을 거의 동일한 성질을 가진 두 집단으로 분류한 후 한 집단에만 특정한 조치인 검사 혹은 약물, 수술, 방사선 치료 등의 치료 방법를 시행하고 일정한 시간이 지난 후에, 그 조치를 취하지 않은 소위 '대조군'과 비교하여 두 집단의 성적이 얼마나 달라졌는지를 확인하는 방법이다.

의학적으로 첨예하고 신중하게 결정해야 할 당대의 주제들이 무작위 대조군 연구의 대상이 된다. 그래도 사람이 하는 일인지라 생길 수 있는 실수를 최대한 줄이기 위해 보통은 다기관(한 군데가 아닌 여러 병원이 참여한다.) 무작위(어떤 환자가 검사군이 될 것인지 대조군이 될 것인지의 확률은 동일하다), 전향적(임상시험 참여 후에 수집된 자료만

인정한다), 눈가림 방식(의사도 환자도 누가 어떤 군인지는 시험이 끝날 때까지 알 수 없다), 대조군 설계(대상이 되는 특정한 조치만 제외하면 모든 면에서 검사군과 대조군은 동일하다)로 진행되게 된다. 엄청난 재원과 시간, 인적 수고가 필요한 이들 연구에서 비슷한 결과들이 도출되어야만 의학적 정설로 받아들여지고 보편적 검사나 치료로서의 지위를 획득하게 되는 것이다.

미국과 유럽에서 70년대 말부터 전립선암의 빈도는 가파르게 상승했다. 지금과 달리 발견된 암의 많은 수가 이미 전이가 된 고위험도 암들이었다. 그 때문에 전립선암의 조기발견을 위한 PSA검사의 도입 여부는 당대의 주요한 임상적 문제였다. 90년대 초부터 유럽과 미국에서 오랜 기간 동안 무작위 대조군 연구가 시작되었다.

서구의 높은 전립선암 발생 빈도를 감안하면 대략 '안 봐도 블루레이' 수준으로 생각했던 이 연구들이, 약 10년이 지난 2000년대 말에 막상 뚜껑을 열고 보니 미국과 유럽의 결과가 서로 어긋나는 충격적인 결과가 얻어졌다. 2009년에 세계에서 가장 권위 있는 의학 분야 학술지인 New

England Journal of Medicine NEJM[1]의 같은 호 같은 권의 앞과 뒤에 나란히 실린 두 연구 결과의 차이는, 세계적으로 큰 혼란을 일으켰고 PSA의 선별검사로서 역할의 정당성에 대한 논란이 촉발되는 계기가 되었다.

1. 반드시 그렇지는 않으나, 인용 지수impact factor는 매우 잘게 세분화되어 전체적인 중요도를 가늠하기가 쉽지 않은 현대 의학계에서 얼마나 해당 논문을 믿을 수 있는가를 보여주는 일종의 공신력 지표로써 사용되고 있다. 비뇨의학 분야에서 가장 높은 지표를 가진 학술지인 European Urology의 인용 지수가 17.947(2019년 기준)인 반면, 이 저널의 impact factor는 무려 74.699(2019년 기준)이다.

- PSA선별검사의 유용성에 대한 두 무작위 대조군 연구의 상반된 결과 : 미국의 PLCO 연구, 유럽의 ERSPC 연구

미국의 PLCO 연구와 유럽의 ERSPC 연구는 지구 반대편에 있는 우리나라의 국가 보건정책의 수립에까지 영향을 미치고 있다. 이들 연구의 결과에 대해 이 장에서는 간략히 알아보고 상반된 결과를 '선택적'으로 해석한 미국의 진료지침에서 PSA검사에 대한 권고가 어떻게 변해왔는지, 이러한 변화는 전립선암에 대한 대중적 정책 수립에 얼마나 영향을 미치고 있는지를 살펴보고자 한다.

PSA가 임상에 도입된 이후, 전립선암의 발견은 기하급수적으로 늘어났다. <그림3-1>에서 보듯이 미국에서 전립선암의 발생률은 약 5년이라는 짧은 기간 동안 두 배 가까이 증가했다. 이처럼 전립선암의 진단 영역에서 PSA검사 대중적인 사용으로 효과가 나타났지만, 과연 '전립선 암을 이전에 비해 더 이른 시기에 발견하고 혹은, 더 빨리 치료했다고 해서 그 암에 의한 사망의 가능성을 줄였다고 할 수 있는가?'라는 질문에 대한 의학적 검증은 중요한 화두였다. 미국에서 보건정책적으로 중대한 사안에 대해 여러 증거를 체계적으로 검토하여 전문적인 조언을 제공하는 독립적 자문 기관인 USPSTF(United States Preventive Services Taskforce, 미국예방서비스전담팀, 이후 USPSTF라고 표기)는 2000년대 초까지의 PSA에 대한 그간의 호의적인 평가에도 불구하고, 수명을 연장시키는 데 기여했다는 증거가 부족하다는 이유로 2002년에는 대중적 선별검사로서의 PSA검사의 가치에 대해 '증거 불충분insufficient evidence'이라는 판단을 내렸다. 진료지침의 향방에 영향을 미치는 USPSTF 결정의 파급력을 감안하면 이 판단은 매우 이질적인 결정이자 PSA에 의한 전립선암 선별검사가 치료에 이득이 된다는 직접적인 증거가 없다는 것을 일깨우는 일대 사건이었다. 2008년, USPSTF는 이 판단을 일부 수정했는데 특히 75세 이상에서는 건강증진의 효과가 검증되지 않았으므로 PSA선별검사의 중지를 권고하였다.

그림 3-1. 미국에서 1974-2007년 사이 전립선암의 발생률과 사망률

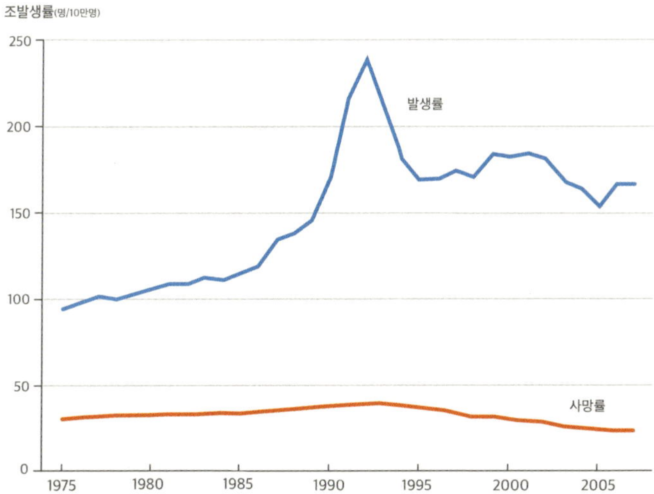

발생률(Incidence)과 사망률(Martiality)의 추이. 70년대부터 가장 많이 발생하는 암이긴 하였으나, PSA가 도입된 1980년대 말부터 급격하게 증가하여 1990년대 초까지 집중적으로 나타난다. 이는 이 검사의 출현으로 인해 이전에는 몰랐던 암의 존재를 알게 되면서 짧은 기간 동안 급증한 효과로 풀이된다.

바로 이듬해인 2009년에, 이 보건의료적 화두에 답하기 위해 그간 진행되었던 미국의 PLCO 연구와 유럽의 ERSPC 연구의 결과 발표는 매우 시의적절하였다고 할 수 있다.[2] 충분한 참여 인원과 관찰 기간을 가지면서 매우 유사한 디자인을 가진 두 연구의 결과가 상반된 것은 매우 놀라운 일로, 관련 분야 종사자에게 작지 않은 충격이었다. 10년이 넘는 기간 동안 76,693명을 관찰한 PLCO 연구에서 PSA 선별검사를 시행한 군과 그렇지 않은 군(대조군)은 사망률에서 차이가 없었다. 반면에 182,000명에 대해서 평균 9년간 추적 관찰한 ERSPC연구에서는 PSA선별검사를 시행한 군에서 뚜렷한 생존율의 증가가 확인되었다.

2. PLCO 연구는 미국 국립암연구소National Cancer Institution의에 의해 주도되었으며, 당시 미국에서 가장 흔했던 4대 암 즉, 전립선/폐/대장/위 Prostate/Lung/Colorectal/Ovary의 약자이고, 유럽의 ERSPC 연구는 European Randomized Study of Screening for Prostate Cancer의 약자이다.

출처는 PLCO연구

- Andriole GL, Crawford ED, Grubb RL 3rd, Buys SS, Chia D, Church TR, 등 ; PLCO Project Team. Mortality results from a randomized prostate-cancer screening trial. N Engl J Med. 2009 Mar 26;360(13):1310-9. ERSPC 연구 - Schröder FH, Hugosson J, Roobol MJ, Tammela TL, Ciatto S, Nelen V, 등 ; ERSPC Investigators. Screening and prostate-cancer mortality in a randomized European study. N Engl J Med. 2009 Mar 26;360(13):1320-8.

유럽과 미국의 인종적인 특성은 유사할 것으로 여겨지기에, 이 같은 대규모 무작위 대조군 연구 결과가 단지 지역에 의해 달라지는 것은 통상적 의학 연구에서 일어나기 힘든 일이었다. 왜 이런 현상이 발생했는지를 놓고 그간 많은 분석들이 제기되었다. 오늘날까지 가장 지배적인 해석은 앞서 언급한 무작위 대조군 연구의 원칙들이 어느 한 연구에서는 지켜지지 않았다는 것이다. 실제로 PLCO 연구에서는 대조군의 많은 수가 이미 PSA검사를 '몰래' 시행했기 때문이었다(이를 대조군의 오염contamination이라 한다).

- PLCO 연구의 오류와 이에 대한 USPSTF의 편파적 입장

무작위 대조군 연구의 가장 중요한 원칙은 연구 주제가 되는 검사(약물, 수술, 방사선 치료 등의 치료 방법)만을 제외하고는 검사군과 대조군이 동일해야 한다는 것이다. 두 연구는 모두 전립선암 선별검사로서 PSA값의 유용성을 조사한 것이니, 한 군에서는 PSA검사가 모두 시행되어야하고 대조군에서는 PSA검사가 (거의) 시행되지 않았어야했다. 그런데 미국에서 전립선암은 70년대 중반부터 급증하고 있었고 80년대 중반에 소개된 PSA의 역할이 잘 알려져 있었기에 90년대 초에 시작된 PLCO 연구 시작 당시 대조군에서 PSA값을 검사하지 않도록 설명은 할 수 있었을지언정 원천적으로 막을 수는 없었다. 대조군은 PSA를 하지 않았다는 의미에서 붙여진 명칭임에도, 약 90%의 대상자가 PSA검사를 시행 받았음이 드러나면서 이 해석은 오늘날까지 상당한 지지를 얻게 되었다.[3]

이렇듯 분명한 연구의 오류가 있음에도 불구하고, 상반

3. PLCO 연구에 대한 여러 비판 중 대표적인 견해를 정리한 최신의 견해는 아래의 문헌을 참조. Shoag JE, Mittal S, Hu JC. Reevaluating PSA testing rates in the PLCO trial. N Engl J Med 2016;374:1795-6.

된 두 연구 결과의 해석을 두고 USPSTF는 자국에서 시행된 연구인 PLCO의 손(만)을 들어주었다. 이미 2008년에, 75세 미만 남성에서는 그 장점이 충분히 검증되지 않았고 75세 이상에서도 생존율 향상에 효과가 없는 것으로 보이므로 PSA검사를 시행하지 말라고 공표한 USPSTF는, PLCO연구의 결과를 근거로 2012년에는 한발 더 나아가 모든 연령에서 선별검사로서의 PSA검사를 아예 '권장하지 않는다'는 충격적인 권고안을 내놓기에 이르렀다. 증거 중심의 합리적 입장을 취한다면 최소한 같은 시기에 발표된 두 종류의 연구 결과가 다르기 때문에 '아직 이 문제에 대한 확실한 결론은 도출되지 않았다'는 해석이 더욱 객관적일 것으로 기대되었다. 하지만 USPSTF는 PLCO 연구의 결과를 다소 편향적으로 해석한 것으로 보인다. 여기에는 전립선암의 사회적 비용을 둘러싼 여러 다른 고려 사항들도 영향을 미쳤다.

특히 문제가 된 것은 다음 장에서 논의할 '저위험암'에 대한 과진단over-diagnosis과 과치료over-treatment 생존기간을 실질적으로 늘리지는 못하면서 오히려 사회적으로 감당해야 할 의료 비용의 증가가 우려되었기 때문이다. 비록 2000년대 중반 이후 많은 수의 환자가 저위험도 암에서 발견되기는 했으나 미국에서 이 기간 동안 줄곧 1위였던 전립선 암의 높은 유병율을 생각한다면, 과연 PSA검사의 도움 없이 치료가 필요한 고위험 전립선암이 여전히 늦지 않게 발견할 수 있을 것인가에 대한 우려에 불이 붙기 시작했다.

하지만 이미 내려진 USPSTF의 결론은 대부분의 나라에서 진료지침의 개정에 도미노처럼 연쇄적으로 부정적인 영향을 미쳤다. 전립선암과의 싸움에서 80년대에 혜성처럼 등장한 PSA검사는 2012년을 기점으로 대부분 권위있는 진료지침에서 보수적으로 해석되어 특정한 경우에만 한정적으로(55~69세의 제한적 연령대나 전립선암의 가족력이 있는 경우 등) 사용되거나 혹은 아예 사용하지 말라고 언급되기에 이르렀다.

- 선별목적 PSA검사의 중단 권고 후유증; 2012년 이후 미국 전립선암의 10년간 변화

2012년의 USPSTF에 의한 선별검사 목적의 PSA 사용중단 권고에 대해서, 미국의 전립선암 관련 분야에 종사하고 있던 전문의들은 앞으로 벌어질 상황에 깊은 우려를 표명하기 시작했다. 실제로도 그 이후에 시행된 여러 조사에서 PSA의 검사 빈도는 감소하기 시작했고 이에 따라 전립선암의 빈도도 줄어들었다.

2012년을 기점으로 미국의 전립선암 발생률은 대략 10% 정도로 감소하였다. 특히 2008년부터 사용 중단이 권고되었던 75세 이상의 연령에서 그 정도가 더 두드러졌다. PSA의 사용에 의한 사망률의 감소를 긍정적으로 보고한 유럽의 ERSPC 연구에서도 PSA 사용에 따른 생존율의 증가가 검증된 것은 55~69세 사이였고, 70세 이상의 환자에 대한 검사 근거는 상대적으로 미약했다. 시간이 갈수록 장·노년에 대한 PSA검사 빈도는 점차 줄 것으로 예상되었다.

이러한 예상 결과는 실제 의료 데이터에서 그대로 드러났다. 미국에서 2009년 대비 2018년에 PSA검사의 빈도가 유일하게 감소한 군은 70세 이상의 연령층이었다. 이 연령대에서 PSA검사의 빈도 감소는 당연히, PSA검사에 임상적으로 의존하고 있던 전립선암 발견율의 감소로 이어질 수밖에 없었다. 미국의 대표적인 보험 기반 보건자료인 SEER 데이터[4]에서, 1975년에 가장 전립선암이 많이 발생했던 연령층은 75세 이상이었으나 이 연령대에서 전립선 암의 발견율은 USPSTF의 첫 번째 부정적 권고가 나온 2008년부터 눈에 띄게 감소했고, 2013년에는 1975년 대비 약 절반으로 떨어진 양상을 보여주고 있다.[5]

PSA선별검사의 권고 중단 조치에 따라 가장 타격을 받을 것으로 예상되는 부작용은 전이성 전립선암과 전립선암 사망률의 증가였다. 암이 발생한 장기 안에만 머무는 병기가 낮은 저병기암 상태와 달리, 일단 장기 밖에서 뿌리를 내려 증식을 시작하게 되면 이를 고병기로 이행이라 하는데 이

---

4. Surveillance, Epidemiology and End Results, 암에 대한 거시적 연구에서 가장 빈번하게 사용되는 빅데이터 자료이다.

5. 이 연구에서는 미국에서 1975~2013년간 연간 전립선암 발생률의 연령대별 추이를 보여준다. 65세 이상의 노년층에서 2008년을 기점으로 전립선 암 유병률이 유의하게 감소하고 있는데, 2012년 이후 감소 추세는 더욱 심화하고 있다.

Fleshner K, Carlsson SV, Roobol MJ. The effect of the USPSTF PSA screening recommendation on prostate cancer incidence patterns in the USA. Nat Rev Urol. 2017 Jan;14(1):26-37.

때는 수술과 같은 물리적 수단으로는 통제가 불가능하다. 암의 전이가 발생하여 전신적인 요법인 호르몬 치료나 항암제를 사용하게 되면 생존율은 급격히 떨어지게 된다. 실제로, 2010년 이후 미국에서는 발견 당시에 이미 전이가 된 암 환자의 증가가 여러 연구자의 발표를 통해 보고되었다. 가장 대표으로 77만명의 전립선암 환자를 기반으로 한 연구에서 전이성 전립선암은 2013년에 무려 환자가 72% 증가하였다.[6] 영국에서는 전립선암으로 인한 사망률이 근래 10년간 17% 증가하여 2015년에는 유방암에 의한 사망률을 추월하였다.[7]

이처럼 PSA를 시행하지 않음으로써 예견되었던 부작용들이 속속 드러나자, 미국의 USPSTF는 ERSPC 연구의 결과를 부분적으로 받아들이게 되었다. 2018년에는 일부 연령 즉, 사망 감소 효과가 검증된 55세~69세 사이에서는 PSA 검사의 장단점에 대한 개별적인 설명 이후에 사용할 수 있

---

6. 출처는 아래의 논문.Weiner AB, Matulewicz RS, Eggener SE, Schaeffer EM. Increasing incidence of metastatic prostate cancer in the United States (2004-2013). Prostate Cancer Prostatic Dis. 2016 Dec;19(4):395-397.

7. 2020년 6월 3일, 영국 NHS (National Health Service) 발표. 기사 주소https://www.nursinginpractice.com/latest-news/prostate-overtakes-breast-cancer-as-most-commonly-diagnosed/

다고 기존의 일괄적인 PSA 비권고 조치를 조금 수정하기에 이르렀다. 그럼에도, 이러한 내막을 잘 모르는 일반 피검사자들에게 PSA검사에 대한 보건 당국의 급격한 입장 변화는 큰 혼란을 야기했다. 대중들은 2002년, 2008년, 2012년, 2018년 중 어느 시점의 권고사항을 참조하는가에 따라 전혀 다른 권고내용을 접하게 되었다.

이러한 난맥상의 결과, PSA검사는 그 존재와 그 의미를 알고 있는 사람들에게 더 많이 꾸준히 시행될 가능성이 커졌다. 건강의 영역에서 정보력의 차이가 PSA검사 빈도의 차이로 이어진 것이다. 실제로 미국에서 2016년에 행해진 1200만 명에 대한 PSA검사의 빈도에 대한 조사에서 PSA검사 여부는 대상자의 건강정보 이해 능력health literacy에 비례했다.[8] 즉, 아는 사람만 알아서 PSA검사를 받게 된 것이다. 현재까지 미국에서 PSA검사에 대한 주요 정책들과 견해, 그리고 USPSTF의 PSA 선별검사에 대한 주요한 정책의 변화를 다음장 <표 3-1>에서 요약했다.

8. 출처는 Nguyen DD, Trinh QD, Cole AP, Kilbridge KL, Mahal BA, Hayn M, Hansen M, Han PKJ, Sammon JD. Impact of health literacy on shared decision making for prostate-specific antigen screening in the United States. Cancer. 2021 Jan 15;127(2):249-256 미국에서 2016년 13개 주 1200만 명에 대한 조사를 시행한 것으로, 대상자의 33.4%가 PSA를 시행하는데 건강정보이해능력 (heath literacy)과 PSA 수행 간의 통계적 관련성이 확인되었다.

표 3-1. 미국에서 PSA검사에 대한 주요 정책적 결정과 USPSFT의 입장의 변화

연도	내용
1986년	- 식품의학품안전국(FDA)에 의해 전립선암의 진행 관찰을 위한 검사로 PSA 승인
1994년	- FDA에서 전립선암에 대한 선별검사(screening test)로 PSA검사 승인
2001년	- 50세 이상 미국 남성 75% 이상이 PSA검사를 시행 받음.
2002년 12월	- USPSTF의 첫 번째 PSA검사에 대한 권고사항. 조기 발견으로 인한 건강증진 효과가 충분치 않아 증상이 없는 남성에서 PSA검사의 이득에 대해서 증거불충분(Insufficient evidence)으로 판단함. 검사를 권하지 않는 연령에 대한 언급 없음.
2008년 8월	- USPSTF의 두 번째 PSA검사에 대한 권고 사항 발표. 75세 미만의 남성에서 PSA검사로 인한 이득과 잠재적 위해 사이에서 여전히 충분한 결론을 내릴 수 없으나(Insufficient evidence), 75세 이상에서는 PSA선별검사의 중단을 권고함.
2009년 3월	- 두 대단위 임상연구인 ERSPC(유럽)과 PLCO(미국) 보고. 상반된 결과 때문에 PSA선별검사의 유용성에 대한 대단위 논란이 촉발됨.
2012년 7월	- USPSTF의 세 번째 PSA검사에 대한 권고 사항 발표. PLCO 데이터를 주로 해석하여 PSA 선별검사를 모든 연령에서 시행하지 않을 것을 권고. 이후 PSA검사의 빈도는 미국 내에서 유의하게 감소하기 시작하였으며 특히 75세 이상에서 두드러지게 감소세로 전환. 2010년대 말까지 주요 지표들에서 고위험도 전립선암과 전이암의 증가가 지속해 보고됨.
2018년 5월	- USPSTF의 네 번째 PSA검사에 대한 권고 사항 발표. 2012년의 권고사항을 일부 수정하여 ERSPC 연구의 장점이 증명되었던 55세와 69세 사이에서 검사의 이득과 위해에 대해 의사와 상의 후에 결정할 것을 권고. 그러나 70세 이상에서는 여전히 PSA검사를 권고하지 않음.

- USPSTF에 의해 촉발된 PSA선별검사 권고에 대한 부정적 진료 지침들

미국 USPSTF의 PSA선별검사에 대한 입장의 변화는 급격했다. 2002년의 결정 보류, 2008년의 75세 이상에서 부정, 2012년의 전체 연령에서 부정, 2018년의 55~69세 사이의 선택적 긍정으로의 변화가 있었다. 그것이 초래한 가장 큰 문제는 각국의 전립선암 진료 지침에서 PSA 사용에 대한 부정적 여론 조성이다. PSA검사와 같이 대중적인 검사는 소위 마이너Minor과로 분류되는 비뇨의학과의 특성상,[9] 다른 과나 전공자에 의해 수행되는 경우가 더 많다. 진료지침에서 PSA검사에 대한 복잡한 조건들은 사정을 잘 모르는 다른 과의 전문의들에게 영향을 미친다는 점에서 파급력이 크다.

90년대~2000년대 초반에 우리나라에서 가장 큰 영향력을 미친 진료 지침은 미국 비뇨의학회(American Urological Association, 이하 AUA)가 제안한 '50세부터 매년 PSA를 시행한다.'는 것이다. 지금까지 우리나라의 많은 의사들은 이를 현실적 지침으로 사용하고 있다. 그러나 2012년의

9. 이에 대비하여 당시 메이저major 과는 내과/외과/산부인과/소아과 등이었다.

USPSFT 권고 이후, 미국 비뇨의학회도 2013년에 이전의 진료 지침을 개정하였다. 요약하자면 40세 미만에서는 PSA 사용 반대를, 40~54세 사이에는 사용하지 말 것을, 55-69세에서는 상담 이후 사용을, 그리고 70세 이상에서는 사용하지 말 것을 권고하게 되었다. 미국 비뇨의학회와 더불어 세계적으로 가장 영향력 있는 학술 단체인 유럽 비뇨의학회(European Urological Association, 이하 EAU) 또한 같은 시기에 발표한 진료 지침에서 집단적인 PSA선별검사보다 개별적인 PSA 사용을 권고하고 있다.

이들 진료지침의 개정이 가지는 공통 메시지는 PSA에 대한 부정적인 혹은 제한적인 입장이다. 임상적으로 큰 의미 없는 저위험도 암에 대한 과진료over-diagnosis와 과치료over-treatment에 대한 우려 속에서 이전과 달리 PSA의 절단치를 분명히 제시하지 않고, 그 사용 여부에 대해서는 환자에게 검사의 장단점을 개별적으로 상담하도록 하고 있다. 결론적으로는 PSA검사의 집단적·일률적 시행에 대해 일정한 제동을 걸고 있는 것으로 이해할 수 있다. 개별적인 상담[10]을 통하지

10. shared decision making, 검사로 인해 얻을 수 있는 이익과 잠재적 위해에 대해 균형

않고는 PSA검사의 시행을 권장하지 않게 되었으므로, 이전에는 일반적인 검진을 통해 PSA검사를 받았을 사람들도 의사를 만나서 상담하는 수고와 비용을 추가로 들여야만 PSA검사를 할 수 있게 되었다. 모든 사람들이 이런 조건을 갖출 수 있는 것은 아니므로, 이러다 보니 PSA검사에서 기회의 불균형이 의도치 않게 발생하게 되었다. 이 점은 앞서 2장과 이번 장에서 설명한 우리나라와 미국에서 PSA검사의 시행 정도가 환자의 정보력과 재력에 비례한다는 보고와 일맥상통한다.

여기서 소개한 진료지침의 해석에 있어서 반드시 염두에 두어야 할 것이 있다. 이는 전적으로 오랫동안 PSA를 사용해 온 국가에서 진행된 무작위 대조군 연구를 기반으로 한 권고조치라는 것이다. 이런 배경을 무시하고 이들 진료지침이 단지 전립선암 연구의 선진 그룹에서 오랜 기간 정성 들여 시행한 연구의 결과라는 점만 강조하고 다른 배경과 특성을 가진 나라에서는 이를 기계적으로 수용할 수 없다는 점을 간과해서는 안 될것이다.

실제로 나라마다 보건의료 상황이 상이하므로 PSA검사의 빈도가 낮아 아직 고위험암이 많은 나라에서는 개별적인

있는 시각을 전문가와 상담을 통해 결정할 것을 권고

검사의 시행보다는 집단적인 PSA의 수행이 더 나을 수 있다. PSA검사의 수검률이 2016년에조차 이들 서구의 나라들이나 일본에 비해 1/4 정도인 우리나라가 바로 그런 상황이다.

우리나라의 경우, PSA검사의 시작 연령대, 검사 간격, 전립선암 의심의 기준 수치에 대해서 일관된 기준은 지금까지 제시되어 있지 않다. 다만, 2015년에 대한비뇨의학회, 대한가정의학회, 대한비뇨장애요실금학회에서 간행한 대한의학회 공인의 전립선 비대증 권고안에서 40세 이상이 전립선 비대 증상을 호소하는 경우 PSA검사를 시행해야 함을 분명히 하고 있다.

참고로, 우리나라에서 PSA검사를 받을 경우 건강보험 급여 기준은 40세 이상의 경우에서는 병원의 성격에 따라 약 1만~1만 5천 원으로 검사를 수검할 수 있다. 아직 한 번도 검사하지 않은 독자라면 근처의 의료기관을 방문해 보기를 권장한다. 건강보험 해당 조건은 다음과 같다.

(1) 40세 이상 : 하부요로증상 등 임상소견, 병력 또는 검사 결과 암이 의심되는 경우

(2) 40세 미만 : 전립선암의 가족력이 있거나, 직장수지검사 또는 초음파 검사 등에서 전립선암이 의심되거나, 과거 전립선특이항원 검사

결과 이상(2.0ng/ml 이상)이 있는 경우

(3) 하부요로증상이 있는 전립선비대증 환자에게 약물투여 등 치료를 계획하거나 치료 중인 경우

(2019.10.14부터) <고시 제2019-221호)>

- 왜 아직 대한민국에서는 PSA검사가 국가 암검진 사업에 포함되지 못했는가.

대한비뇨의학회는 노령화와 더불어 꾸준하게 늘고 있는 전립선암의 증가를 인지하고 이에 대한 적극적 대응 방법으로 지난 십여 년간 PSA검사의 정책적 보편화를 보건당국에 여러 경로를 통해 요청하고 있다. 이러한 정책적인 노력에도 불구하고, 2023년 현재 우리나라에서 PSA검사는 대중을 대상으로 한 어떤 검진 사업에도 포함되어 있지 않다. 일선 의료 현장의 요구가 아직 받아들여지지 않고 있는 주요 근거는 첫째 우리나라에서 PSA검사가 생존율 향상에 기여했다는 연구 결과가 없고, 둘째, PSA검사를 국가암검진사업으로 추진하는 나라가 아직 없는 것으로 알려졌기 때문이다. 과연 그런지, 이제부터 이에 대한 반론을 제시하고자 한다.

- 전립선암의 생존 연장 효과에 대한 증거들

PSA검사가 생존율 향상에 기여했다는 연구결과가 없다는 것은 PLCO 연구와 이 연구에만 지나치게 의존한 미국 USPSTF의 입장이 반영된 해석이다. 전립선암은 암의 진행이 다른 암에 비해 상대적으로 느리다. 때문에 생존 연장 효과 판별을 위해서 오랜 자료 축적, 즉 10년 이상의 연구기간이 필요했다.

2020년 현재 우리나라의 전립선암 유병환자 120,423명 중 진단 후 5년을 넘긴 사람은 53,922명으로 45%에 불과하다. 따라서 이러한 자료나 통계를 근거로 PSA검사로 인한 생존 연장을 검증하기엔 충분하지 않다. 그럼에도, PSA 선별검사의 생존 기간 연장 효과를 직·간접적으로 보고하는 국내외 자료가 점차 풍부해지고 있다.

지난 30여 년간 PSA검사가 보편화된 미국은 최근 10년간의 전립선암에 의한 사망률이 가장 낮은 나라가 되었다. 이에 반해, 우리나라는 최근 5년간 전립선암에 의한 발생률과 사망률이 모두 증가한 드문 나라였다. 이 점은 PSA

검사의 누적된 효과를 시사한다.[11]

대규모 무작위 대조군 연구로 앞서 언급한 유럽의 ERSPC 연구에서는 이미 PSA검진으로 인한 전립선 암 사망률 감소가 검증되었다. 이와 유사한 연구설계를 가지고 평균 14년의 긴 추적관찰을 가진 스웨덴의 Göteborg 연구는 44%의 사망률 감소와 더불어 1명의 사망을 막기 위해 227명의 선별검사와 12명의 조직검사가 필요하다고 보고하여 PSA검사의 현실적 타당성을 설득력 있게 제시하였다.[12] 중대한 병의 평가를 위해 근래에 사용되기 시작한 정의로서는, 발병 10년내에 그 질환으로 인해 사망한 경우로 정의되는 '치명적' 전립선암은, 20세기에 비해 그야말로 극적으로 감소되었다.[13]

---

11. 출처는 아래의 논문.
Harold Evelyn Taitt. Global Trends and Prostate Cancer: A Review of Incidence, Detection, and Mortality as Influenced by Race, Ethnicity, and Geographic Location Am J Mens Health. 2018 Nov;12(6):1807-1823.

12. 출처는 아래의 논문.
Hugosson J, Carlsson S, Aus G, Bergdahl S, Khatami A, Lodding P, Pihl CG, Stranne J, Holmberg E, Lilja H. Mortality results from the Göteborg randomised population-based prostate-cancer screening trial. Lancet Oncol. 2010 Aug;11(8):725-32.

13. 실제로, 미국에서 발병 10년내 사망한 경우로 정의되는 '치명적'전립선암은 PSA 검사가 도입된 이후 극적인 빈도로 감소하였다.

한편, 인종적으로 우리와 비슷한 일본에서 2001년부터 2015년까지 약 3,000명의 전립선암 환자를 대상으로 시행한 연구에서,[14] PSA 선별군에서 대조군에 비해 총사망률과 전립선암 특이 사망률이 모두 유의하게 감소한 점은 우리나라에게도 시사하는 바가 크다.

---

14. 출처는 아래의 논문.

Tabei T, Taguri M, Sakai N, Koh H, Yosida M, Fujikawa A, Nirei T, Tsutsumi S, Ito H, Furuhata S, Kawahara T, Miyoshi Y, Noguchi S, Uemura H, Kobayashi K. Does screening for prostate cancer improve cancer-specific mortality in Asian men? Real-world data in Yokosuka City 15 years after introducing PSA-based population screening. Prostate 2020;80:824-830.

우리나라에서도 PSA검사를 받았던 집단이 수술적 치료의 기회가 많고 항암제를 포함한 전신 치료의 사용이 낮았음이 보고 된 바 있다. 필자는 우리나라의 건강보험 자료를 토대로 빅데이터를 활용하여 2008~2016년 사이에 등록된 73,280명의 전립선암 환자에 대해 평소 반복적으로 PSA검사를 시행받았던 실험군과 그렇지 않았던 대조군의 경과를 비교해 보았다. 등록된 암 환자 중 평소 PSA검사를 받았던 비율은 전체 환자의 28%에 불과했으나, 이들의 생존율은 대조군 보다 두 배 정도 높아서 PSA검사가 사망률감소에 기여할 수 있음을 확인할 수 있었다.[15] 이와 같이 전립선암 환자에서조차 30% 미만인 우리나라의 PSA검사 수검률은 2014년 일본에서 보고된 55~69세 사이의 전립샘암 환자의 73.5%가 PSA 선별검사를 시행 받았다는 사실과 선명한 대조를 이룬다.[16]

---

15. 출처는 아래의 논문.

Ko YH, Kim SW. Influence of repeated prostate-specific antigen screening on treatment pattern in a country with a limited social perception of prostate cancer: Korean national wide observational study. Investig Clin Urol. 2021 May;62(3):282-289.

16. 출처는 아래의 논문.

Kitagawa Y, Mizokami A, Namiki M. Trends of clinical symp-toms and prognosis of middle-aged prostate cancer patients after instigation of prostate specific antigen-based

- 다른 나라의 PSA검사에 대한 제도적 지원책

암 선별검사를 위한 제도의 차이 때문에 국가별 비교는 쉽지 않다. 그러나, 이미 몇몇 나라에서는 PSA검사 확대를 위한 지원 제도를 운용 중이다. 미국의 경우 정부에서 시행하는 노인요양보험 제도인 메디케어Medicare를 통하여 무증상 남성을 대상으로 매년 PSA 검진 비용을 지원하고 있다.[17] 일본은 자영업자, 영세 근로자, 퇴직자에 대해서는 지방자치 단체에서, 월급 근로자에 대해서는 사업장의 정기검진이나 Human dry dock이라는 프로그램을 통해 PSA검사를 지원하고 있다.[18] 또한 2002년부터는 10만 명을 대상으로 PSA 선별검사의 효과를 검증하기 위한 대규모 무작위 대조군 연

population screening. Prostate Int 2013;1:65-8.

17. 출처는 아래의 논문.
US Centers for Medicare & Medicaid Services. Prostate cancer screenings [Internet]. Baltimore: US Centers for Medicare & Medicaid Services; 2020 [cited 2020 Aug 23]. Available from: https://www.medicare.gov/coverage/prostate-cancer-screenings.

18. 출처는 아래의 논문.
Kitagawa Y, Namiki M. Prostate-specific antigen-based population screening for prostate cancer: current status in Japan and future perspective in Asia. Asian J Androl 2015;17:475-480.

구를 2020년까지 진행 중이다. 이 연구에서 대조군의 PSA 검사율은 12.1%에 불과하여 (미국 PLCO 연구는 90%였음) 원 설계대로 잘 진행 중인 것으로 평가받는다. 외국의 이러한 집단적 PSA검사 지원책은 개별 검사에 대해 건강보험급여만을 보조하는 우리나라의 상황과는 대조적이다.

- 아직 PSA검사 '도입기'인 대한민국에서는 PSA검사 '성숙기'를 지난 다른 나라의 연구 결과를 근거로 삼을 수 없다.

우리나라의 전립선암은 2002년에 와서야 남성의 5번째 암으로 처음 진입했다. 다른 암에 비해 비교적 순위가 낮다 보니 사회적인 인식이 서구 국가들처럼 보편적이지 않았고, PSA검사의 존재도 잘 알려지지 않았다. 노인인구의 증가로 인해 가장 흔한 전립선질환인 전립선 비대증에 대한 인식의 보편화도 비교적 근래에 나타난 현상이다. 앞서 2장에서 소개한 대한비뇨기종양학회에서 40대 이상 남성 600명을 대상으로 전립선암 조기 검진에 대한 인식 조사에서, 전립선암에 대한 검진의 경험이 있는 응답자는 16.7%에 불과했으며 응답자의 9.7%만이 PSA검사에 대해서 알고 있었다.[19] 이 사실은 우리나라에서 2016년 PSA검사의 수검률이 7.2%에 불과하다는 필자의 조사 결과와도 일치한다

일괄적으로 시행되는 건강검진이나 국가암검진 사업과 달리 PSA검사를 개별적, 사적 영역의 검사로 두게 될 경우 우려되는 가장 큰 윤리적인 문제는 건강 영역에서 기회의

---

19. 편종현 등. 전립선특이항원 및 전립선암 조기 검진에 대한 대국민 인식 조사 설문결과. Korean J Urol Oncol 2020;18(1):40-46

불균형이다. 실제로, 우리나라의 질병관리청에서 매년 시행하는 국민건강영양조사 결과를 바탕으로 한 2019년의 조사에서, 전립선암의 발견은 수입이 가장 많은 군이 수입이 가장 적은 군에 비해 5.5배가 많았고 교육 수준이 가장 높은 군이 가장 적은 군에 비해 3.4배가 많았다.[20] 이는 암이 사회안전망의 가장자리 집단에서 많이 발견되는 일반적으로 현상과 정확히 대치하는 것이다. 이는 교육 수준 및 수입 수준과 PSA검진이 비례하는 우리나라의 기현상을 역설적으로 보여주며 PSA의 낮은 수검률이 그나마도 균일하게 분포되어 있지 않음을 방증한다. 이미 인구소멸이 걱정되는 읍/면/군에서 노인인구의 증가에 따라 전립선암은 도시권보다 더 자주 생기지만, PSA검사의 기회는 오히려 대도시권에 집중된 현상이 관찰되었다.[21]

---

20. 우리나라의 질병관리청에서 매년 시행하는 국민건강영양조사 결과를 바탕으로 한 2019년의 연구.

출처 - Hur HW, Ryu SY, Park J, Choi SW. Relationship between Socioeconomic Status and Prevalent Prostate Cancer in the South Korea. Asian Pac J Cancer Prev. 2019 Oct 1;20(10):3137-3144.,

21. Young Hwii Ko, Byung-Hoon Kim, The incidence of prostate-specific antigen test in a country with a limited social perception of prostate cancer 2006-2016; disparities manifested by residential area. 대한비뇨기종양학회지 Vol. 19 (Suppl. 2). 2021년 제34차

이러한 상황을 종합하면, 우리나라의 PSA검사는 아직 '도입기'로 보인다. 그 결과, 아직 많은 환자가 전이성, 진행성인 상태에서 발견된다. 바로 이러한 점들이 우리나라 전립선암의 특성으로 '서구에 비해 빈도는 낮으나 만일 생기면 더 공격적'으로 인식되게 한 주요한 원인으로 생각된다(2장의 각주 6 참조). 다시 말해, 우리나라에서 PSA검사는 임상적으로 의미가 없는 저위험 암의 과잉발견으로 인한 과진단over-diagnosis이나 과치료over-treatment를 얘기할 단계가 아니다. 미국의 80년대 이전 상태와 마찬가지로 PSA검사의 대중적 시행을 통해 치명적인 암을 줄이는 것이 더 시급한 상황으로 여겨진다.

대한비뇨기종양학회 학술대회 우수 논문상 수상 논문.

- 미국 전립선암의 최신 지표: 과연 미국에서는 USPSTF의 권고대로 PSA선별검사의 빈도가 줄었는가?

전립선암 선별검사로서의 PSA검사에 대한 부정적인 권고는 미국의 USPSTF에 의해 촉발되었다. 그렇다면 실제로 미국 대중에게 얼마나 많은 영향을 미쳤을까? 2020년대 현재 미국에서 PSA검사의 빈도는 여전히 감소 중인가?

이미 2장에서 확인한 것처럼 2000년대 초 만큼은 아닐지언정, 여전히 미국에서의 PSA검사는 50세 이상 남성인구의 40% 정도에게 시행되고 있다. 2012년 직후에 다소 줄었던 검사의 빈도는 2020년대로 다가갈수록 점차 회복되는 추세이다. USPSTF의 권고사항에 따라 70세 이상의 연령층에서 검사의 빈도는 2008년 51.1%에서 2015년 36.4%로 미국 내의 PSA검사의 빈도는 확연히 감소했다. 그러나 이마저도 2016~2019년 사이에는 다시 증가세로 돌아섰다. 이런 증가세는 모든 연령대에서 공통으로 나타나고 있다.

대한민국 남성의 평균 수명은 80.6세이다(2021년, 통계청). 앞으로도 지속해 수명이 증가하고 있어 2030년이 되면 남녀 모두 세계 최장수 국가 될 것으로 전망한다.[22] 반면, 미국 남성의 평균 수명은 2008년의 75.6세에서 2021년의 73.5세로 오히려 감소하는 추세다. 이러한 평균 수명의 차이는, 특히 노인인구에서 주로 발생하는 전립선암에 대한 관리에서 정책적으로 고려해야 할 부분이다. 우리보다 평균 수명이 7년 정도 적은 나라에서도 PSA검사의 빈도는 2010년대에 만들어진 자국의 권고사항을 역행하면서 점차 많이 시행되고 있다. 노인 인구가 더 많으며 최근 전립선암이 급격히 증가하는 우리나라에서, 다른 나라 다른 인종을 대상으로 한 2000년대의 연구를 기반으로 만들어진 2020년의 진료지침을 조건 없이 수용하여 검사를 권고하지 않을 이유는 없지 않을까?

22. 1970년부터 2020년까지 통계청 자료에서 대한민국 남성의 평균 수명은 대략 50년간 20세 상승하였다. 이러한 증가 추세는 지난 50년간 한 번의 감퇴없이 지속적으로 나타났다. 35개국의 선진국의 수명 변화를 관찰한 공신력 있는 연구에서, 우리나라는 2030년에 세계 최장수국이 될 것으로 전망하였다.

출처는 아래의 논문 Kontis V, Bennett JE, Mathers CD, Li G, Foreman K, Ezzati M. Future life expectancy in 35 industrialised countries: projections with a Bayesian model ensemble. Lancet. 2017 Apr 1;389(10076):1323-1335.

- 결론 : 우리에게 맞지 않는 옷, 영국의 사례를 따를 것인가?

전립선암의 유병률이 미국과 마찬가지로 높지만 USPSTF 권고사항 등의 영향으로 인해 PSA검사율이 낮은 나라로 영국을 들 수 있다. 놀랍게도 영국에서 PSA검사의 유병률은 2000년 2%였고 2007년의 보고에서도 6%대에 머무르고 있어 우리나라의 현재와 유사한 수준으로 보인다. 과연 영국에서 전립선암의 양상은 어떨까.

최근, 영국과 미국에서 1995~2005년 사이의 10년간 사망에 영향을 미친 치명적인 전립선암이 얼마나 많은지에 대한 비교 연구가 보고되었다. 미국에서는 2000년대 초 PSA 검사의 대중화 이후 모든 연령에서 치명적 암이 확연히 감소했다. 이와 반대로, 영국에서는 같은 기간 동안 모든 연령에서 치명적 암이 증가했다.[23] 현재의 우리나라와 당시 영국의 PSA검사율이 유사하다는 점을 감안하면, 비록 인종적

23. 미국의 SEER 데이터와 영국 NCRAS 데이터에서 나타난 치명적 전립선암의 연령대별 유병률. 미국에서 치명적 암이 전 연령에서 10년 사이 확연히 줄어든 것에 비해 영국에서는 정반대의 현상이 나타났다.(출처 : Butler EN, Kelly SP, Coupland VH, Rosenberg PS, Cook MB. Fatal prostate cancer incidence trends in the United States and England by race, stage, and treatment. Br J Cancer. 2020 Aug;123(3):487-494.).

인 차이가 있을지언정 장차 영국과 유사하게 전립선암으로 인한 사망률의 증가가 염려된다. 지난 30년간 보편적으로 PSA가 시행된 미국에서의 연구 결과를 바탕으로 나중에야 진행될 가능성이 있는 사회적 의료비용의 상승을, 아직 PSA 검사 도입기를 벗어나지 못한 우리나라에서 먼저 걱정하여 대중적인 PSA검사를 시행하지 않는 것은 오히려 치명적 전립선암의 발생을 방치할 가능성이 있다고 생각한다.

머지않은 미래, 우리나라 전립선암의 추이는 영국과 유사할 것인가 미국과 유사할 것인가? 선별검사로써 PSA검사가 국가적 검진체계에 포함될 때까지는 이 검사를 알리고 시행을 장려하는 것이 우선이다 이 책을 읽고 계신 독자들도 대략 2년에 한 번 정도 검사할 것을 권한다.

이번 장의 내용을 요약하면 아래와 같다.

- **PSA 선별검사의 시행으로 인한 사망률 감소를 보고하는 국내외의 증거들이 점차 늘어나고 있다. 우리와 다른 배경에서 약 20년 전에 시행된 미국의 PLCO 연구와 이를 바탕으로 만들어진 USPSTF의 부정적 권고사항을 기계적으로 해석하여 PSA검사 무용론의 근거로**

삼는 것은 집단의 특성이 다른 우리나라에서 부적절해 보인다.

- 2016년에도 7.2%에 불과한 우리나라의 낮은 PSA검사율을 감안하면 국가적 체계에서 PSA검사가 보완될 때까지는 개별적으로라도 검사를 하는 것이 전립선암에 대한 어떤 예방조치보다 우선적이다.

4장

전립선암의 치료 전략은 암의 공격성에 근거한다

저위험도 암 vs. 고위험도 암을 구분하는 기준

우리나라에서의 PSA검사 빈도가 다른 나라에 비해 현저히 낮음에도, 많은 수의 전립선암은 여전히 전이가 진행되지 않은 국소암[1] 단계에서 발견된다. 나이별로 보자면 90%는 60대 이상에서, 1/3은 70대 이상에서 발견된다. 따라서 우리나라의 전립선 암의 특성은 장·노년의 질환이라 할 수 있음을 1장에서 설명하였다.

이 두 가지 상황, 즉 주로 노인의 전립선에 국한된 형태로 발견된다는 점은 전립선암의 치료 방법에서 선택을 고민하게 하는 주요한 요인이 된다. 나이는 특정한 치료에 견딜 수 있을 정도의 건강 상태를 파악하는 척도로 중요하지만, 굳이 치료를 하지 않더라도 고령자는 나이 자체가 사망을 야기할 수 있다. 따라서 치료가 정당화되기 위해서는 그로 인해 수명이 더 길어질 수 있다는 확신이 필요하다. 암에 대한 물리적인 혹은 약물을 이용한 치료는 경중의 차이는 있을지 언정, 상시 여러 기능을 수행하는 전립선 주변의 정상적 구조물에 의도하지 않은 손상을 미칠 가능성이 높다. 그러므로 남은 수명 동안 부작용의 발생으로 삶의 질이 훼손되지 않도록 하기 위해 특히 노인에 대해서는 치료 여부와

1. Localized disease, 암이 아직 전립선 밖으로는 퍼져나가지 않은 상태

구체적인 치료계획을 결정하는 데는 신중할 수밖에 없다. 일반적으로 <그림 4-1>에 소개하는 네 가지 요소를 종합적으로 고려한다.

그림 4-1. 전이가 없는 전립선암의 치료방법 결정에서 고려해야 할 사항들

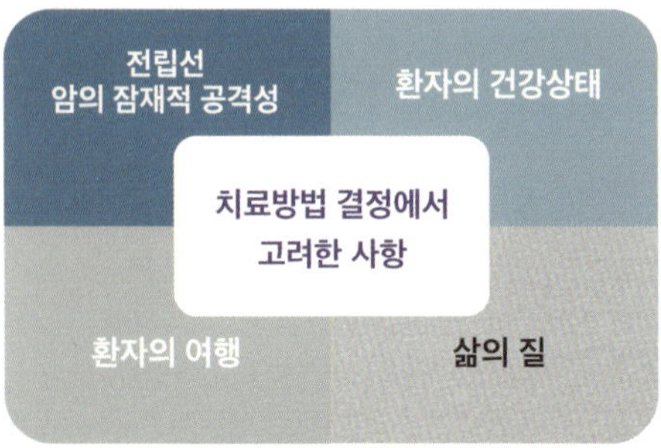

이 네 가지 전립선암 치료의 고려사항들은 크게 환자의 상태와 암의 특성이라는 두 가지 관점에서 정리할 수 있다. 먼저, 환자 입장에서는 특정한 치료 방법으로 생긴 부작용을 견딜 수 있으면서도 치료로 암의 성장과 재발을 효과적으로 억제할 수 있어야 할 것이다. 짧은 시간 안에 타인의 건강상태를 면밀하게 파악하는 것은 사람이 사람을 평가하는 일이기에 쉽지 않다. 그러다 보니 의료현장에서 치료 시작 전 건강상태 평가의 기준으로 활용되는 것이 환자의 여명이다. 적극적 치료로 비롯되는 이득이 생기려면 보통은

10년 정도의 여명이 필요하다고 보고 있다. 즉, 현재의 수술을 결정하기 위해서는 앞으로 10년은 건강하게 사실 분이라는 어느 확신이 정도의 필요하다.

다음으로 암의 측면에서는 그 병이 공격적이어서 환자의 여명을 단축할 정도의 위력이 있어야 비로소 부작용을 감수하고서라도 치료하는 값어치가 있다. 이는 환자의 건강 상태에 비해 비교적 객관적인 숫자들로 표현되므로 덜 주관적이다. 전립선암에서 공격성에 대한 평가는 위험도 분류체계risk-stratification에 근거한다. 이 위험도 분류에 따라, '저위험도' 암에서는 수술이나 방사선 치료보다는 이 장에서 주로 소개할 적극적 감시active surveillance, AS를 우선적으로, 고려하고 수술이나 방사선 치료와 같은 적극적인 치료는 '중간위험도' 이상에서 고려하는 것이 일반적인 치료 전략이다.

치료에 있어 전립선암이 다른 암과 구분되는 점이 위험도 개념이다. 보통의 암치료에서는 '병기stage'가 치료방침의 결정에 핵심적인 역할을 한다면, 전립선암에서는 위험도 분류가 그 역할을 한다. 위험도라는 개념은 병기보다 좀 더 포괄적이어서 더 많은 지표를 종합적으로 고려하게 된다. 다소 복잡해 보이지만, 올바른 대응 전략을 결정하기 위해서는 필수적인 과정이다. 따라서 이번 장에서는 전립선암 치료의 근간을 구성하는 위험도 분류체계와 각 위험도에서의 대표적 치료 전략을 소개하려고 한다. 일반적 교양서를 지향하는 이 책의 범주와 목적을 넘어서지 않는 선에서 일반적 이해와 앞으로의 논의에 필요한 정도만 언급할 것이다.

- 전립선암의 생물학적 공격성 평가 = PSA + 병기 + 글리손 등급

현대 의학에서 암의 공격성에 대한 지표로 대중들에게 일반적으로 알려진 개념은 암의 병기stage이다. 드라마나 영화 등에서 대사를 통해 전문가가 아닌 사람들도 '4기 암은 말기 암'이고 '1기 암이 초기'라는 개념에 익숙하다. 이 기수가 바로 병기다. 암의 진단에서 병기는 엄밀히 말하자면 암의 공격성보다는 암이 현재 인체 내에 퍼진 상태를 묘사하는 것이 주된 목적이다. 암의 공격성, 즉 얼마나 치명적인 암세포로 이루어져 있는지 나타내는 개념이 아니라는 한계가 있다. 얼마나 '독성'이 강한 세포인가 하는 공격성에 대한 정도는 세포의 등급grade으로 나타낸다. 이에 반해 병기는 암세포의 뿌리가 얼마나 퍼져나갔는지에 대한 '진도'의 개념이라 보면 된다.

우선 병기stage를 보면, 전이가 없는 비교적 초기라면 전립선암은 2기나 3기 둘 중 한 가지 상태에서 발견된다. 이들의 구분은 비교적 간단하다.[2] 2기는 전립선 밖으로 암세

2. 1기는 전립선암의 발견 당시 상황을 주로 묘사하는 개념이다 보니 수술까지 시행된

포가 빠져나가지 않았지만, 3기는 암이 더 진행되어 전립선을 둘러싸고 있는 단단한 막인 전립선 피막prostate capsule을 뚫고 전립선 주변부로 번져있는데 아직 멀리까지는 못 간 상황을 가르킨다. 진료실에서 필자는 '벌레 먹은 사과나무'의 예를 즐겨 이용한다. 사과 안에서 깨어난 애벌레가 아직 사과 안에만 머물러 있는 상황은 2기이고, 이 벌레가 사과 껍질을 뚫고 주변 나뭇잎으로 이동하면 3기이다. 2기일 경우 이 사과를 나무에서 떼어내면 그 사과나무에서 벌레가 없다고 말할 수 있으므로 '완치cure'가 가능하다. 3기는 그 사과를 나무에서 뗐다고 나뭇잎까지 이동한 벌레를 모두 잡을 수 없지만 사과 주변의 나뭇가지들을 잘라내면 '대체로' 벌레들을 다 잡았다고 말할 수 있다. 즉 수술과 이후에 시행하는 추가 치료를 통해 거의 완치 상태를 만들 수 있는 병기를 의미한다.

'최종' 병기에는 사용되지 않는다

그림 4-2 벌레 먹은 사과나무로 비유한 전립선암의 병기stage 개념도

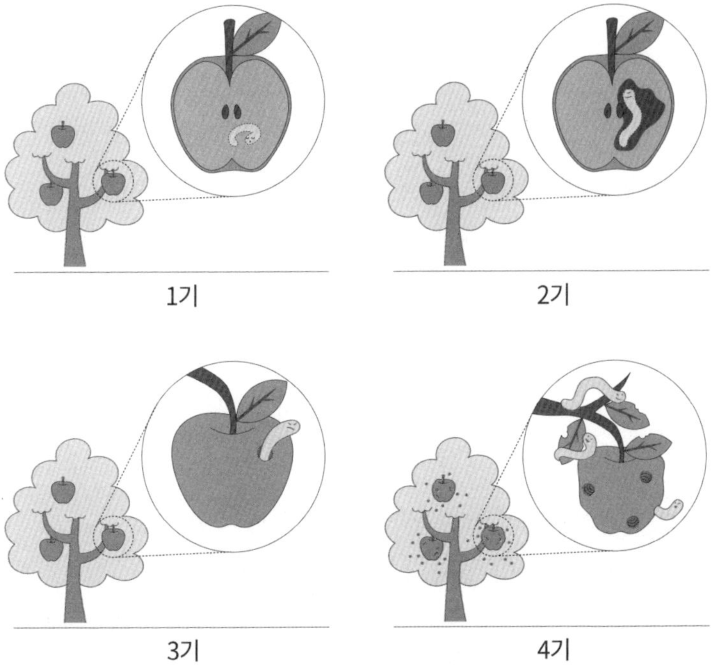

우리나라에서 발견 당시의 병기는 2기 혹은 3기가 압도적으로 많다. 2기는 완치가 가능한 상태며 3기도 많은 경우 완치가 가능하다.

암의 공격성 정도를 나타내는 생물학적 지표로 현장에서 주로 사용되어 온 지표는 병기stage가 아닌 암세포의 등급grade이다. 암이라는 것이 원래 정상적이던 장기에 세포가 일종의 돌연변이를 통해 생겨난 것이므로, 정상적인 모양에서 얼마나 극단적으로 변했는지를 평가함으로써 암의 공격성을 대변할 수 있다는 견해이다. 이 개념의 유용성은 오랫동안 진료 현장에서 검증되었고, 그래서 대부분의 암은 장기에 따라 고유한 등급 혹은 분화도 체계를 가지고 있다. 그 장기마다 창안자의 이름을 따서 분화도 체계를 붙이는데, 예를 들어 신장암의 펄만 등급Fuhrman grade, 방광암의 WHO 등급 WHO grade이 대표적 사례이다.

전립선암의 분화도 체계는 제안자의 이름(도날드 글리손 박사Dr. Donald F. Gleason)을 딴 글리손 등급 체계Gleason grading system이다. 전립선암의 글리손 등급 체계는 다른 암들의 등급 체계와 두 가지 점에서 구별된다. 첫째, 보통의 다른 암들이 현미경으로 관찰된 '개별적인 암세포'의 특성에 기준을 두는 반면 전립선암의 글리손 등급Gleason grade은 개별적 세포가 아닌 이들이 모여 만들어낸 '구조적 특성'에 바탕을 두고 있다는 점이다. 둘째, 이렇게 개별 세포가 아닌 전체 구조를 다루다 보니 한 군데의 결과

값이 아닌 반드시 두 군데 이상의 조직 소견을 통해 합산된 결과로 '계산'되는 값이라는 점이다.

글리손 등급Gleason grade은 악성 변화의 정도에 따라 1-5점까지의 값 중 하나로 점수를 부여한다. 1점과 2점은 아직 암으로 완전히 넘어가지는 않은 시기를 의미하고 3점부터 암으로 취급한다. 5점은 3점이나 4점의 암보다는 더 변화가 많이 진행되어 정상 구조가 많이 파괴된 암을 의미한다. 암의 전모를 더 정확히 표현하기 위해 점수를 매기는 데서 끝나지 않고 전체 전립선 조직 중 가장 자주 관찰된 암의 글리손 점수와 두 번째로 흔히 관찰된 글리손 점수의 총점을 계산하는데, 이것이 글리슨 합계 점수(Gleason sum 혹은 Gleason score)로, 보통 사용되는 것이 바로 이 합계 점수이다. 글리슨 합계점수Gleason score는 1-5 사이의 값을 갖는 두 수자의 합이므로 반드시 2-10점의 값을 가진다. 요즘은 이를 좀 더 단순화한 글리손 등급 그룹Gleason grade group을 동시에 사용하고 있으나 채점 체계는 동일하다.

일견 복잡해 보이지만 다음 장 <그림 4-2>를 참조하여 간단하게 계산할 수 있다. 예를 들어, 전립선암에 대해 조직 검사나 수술을 시행하고 현미경으로 관찰했을 때 가장 많이 관찰된 암이 이제 막 암으로 편입된 3점이고 그다음으로 많이 관찰된 암이 4점이라면 글리손 합계점수(Gleason sum 혹은 Gleason score)는 3+4=7이다. 글리손 등급 그룹Gleason grade group 형식으로 나타내자면 2그룹이며, 보통은 이 두 가지 체계를 한꺼번에 표시한다.

굳이 하나만 나타내도 될 것을 글리손 합계점수와 등급 체계 모두 표시하는 이유는 글리손 등급 그룹을 사용할 경우 특히 합계점수가 7일 때, 3+4과 4+3인 경우 같은 7이라는 합계점수를 가지더라도 실제로는 공격성이 다르므로(치료 후 예후가 다를 가능성이 크므로) 더 직관적인 해석이 가능하기 때문이다.

그림 4-3. 전립선암의 대표적인 공격성 지표 중 하나인 글리손 합계점수의 개념도

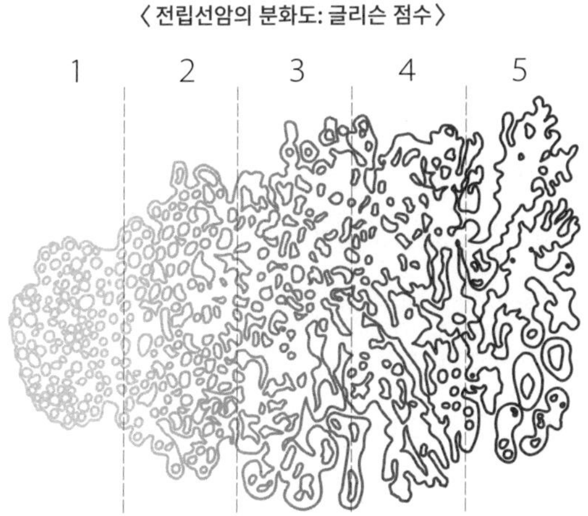

글리슨 합계점수 (Gleason sum)	글리슨 등급 (Gleason grade)
9 or 10 (4+5, 5+4 or 5+5)	5 그룹
8 (4+4, 3+5 or 5+3)	4 그룹
7 (4+3)	3 그룹
7 (3+4)	2 그룹
6 (3+3)	1 그룹

위험도

글리손 합계점수Gleason score로만 산정할 경우, 4+3과 3+4도 모두 7이 되어 같은 위험도로 오인할 가능성이 있다. 실제 많은 병원에서는 글리손 등급 그룹 (Gleason grade group)이라는 이름의 1-5그룹으로 구분한 분류체계를 같이 사용하거나, 혹은 점수의 계산식을 표기한다. 예를 들어 위 그림의 표에서 글리손 합계점수는 7이지만, 글리손 등급 그룹을 이용하면 3+4는 글리손 등급그룹 2이고 4+3은 글리손 등급그룹 3으로 확연히 구분되므로 현장에서는 보다 포괄적으로 공격성을 파악할 수 있다.

암에 대한 이러한 기술들 즉, 암이 처음 시작되어 발생한 장소에서 얼마나 멀리까지 퍼졌는지를 살피는 '병기stage'와 암세포 자체가 얼마나 정상의 모양에서 벗어났는지를 수치화한 '등급grade'은 마치 물체의 크기와 성질로 물리학적인 묘사를 통해 상상할 수 있듯이 암의 크기와 성질을 종합적으로 이해하도록 도와준다. 만약, 두 암의 병기stage가 비슷한데 등급이 차이가 난다면 이는 암의 서로 다른 공격성을 효과적으로 묘사하는데 이용할 수 있다.

유사한 맥락으로 PSA값 자체도 전립선암의 병기stage 및 등급도grade와 밀접한 관련이 있다고 알려져 있다. 따라서 영상검사에서는 같은 병기stage더라도 PSA가 높은 환자일수록 등급grade이 더 높거나 전이의 위험성이 높다.

전립선암에서 암의 공격성을 계산하는 여러 방식 중 가장 보편적으로 사용되는 방식은 1) 진단 당시의 PSA값 2) 병기stage 3) 글리손 합계점수Gleason sum (혹은 Gleason grade)의 세 가지 정보를 조합하여 저위험도, 중간위험도, 고위험도의 세 가지로 구분하는 방식이다. <표 4-1>은 정리한 것이다. 독자들의 이해를 위해 약간 더 단순화해서 정리했다. 조금 더 병기 구분이 세분화 된다는 점을 제외하면 전문의가 사용하는 구분법도 동일하다. 중요한 것은, 저위험도 암으로 분류되기 위해서는 PSA값, 병기stage, 글리손 합계점수Gleason sum 이 세 가지 모두가 저위험도 기준 안에 들어야만 하며, 반대로 고위험도 암은 세 조건 중 하나만 고위험 기준에 들어도 고위험으로 분류 된다는 점이다. 예를 들어, 최초 진단 시의 PSA가 5.6 ng/mL 병기 2기이더라도 조직검사를 시행했더니 글리손 점수가 8점이라면 고위험 전립선암으로 분류한다.

이 분류체계는 제안자의 이름을 따서 D'Amico 분류로 부른다. 여기에 초저위험도very low risk기준을 추가한 NCCN 분류라는 체제도 많이 사용하지만, 분류의 기본적 기준과 아이디어는 대체로 동일하다. 이 방법에 몇가지 지표를 추가하면 좀 더 자세한 치료 전략을 세우는데 참조할 수 있다. 예를 들어 적극적 감시Active surveillance에 합당한지를 판단하기 위해서는 위험도가 더 낮은 환자를 선택해야 할 필요가 있다. 따라서 저위험 기준에 추가로 조직검사에서 암으로 나온 조직검사 코어 수 3개 미만, 조직 검사 시 암으로 나온 코어에서 암이 차지하는 부피가 30% 미만 등 연구자에 따라 몇 개의 지표들을 추가하게 된다.

표 4-1. 전립선암의 가장 보편적인 분류체계인 D'Amico 분류

위험도	분류조건
저위험 전립선암 (Low-risk)	(1) PSA < 10ng / dL (2) 병기 2기 이하 (3) 글리손 점수 6점 *(1), (2), (3) 조건이 모두 만족하는 경우에만 해당
중간위험 전립선암 (Intermediate-risk)	(1) PSA < 10~20ng / dL (2) 병기 2기 (3) 글리손 점수 7점
고위험 전립선암 (High-risk)	(1) PSA ≥ 10~ng / dL (2) 병기 3기 (3) 글리손 점수 8점 이상 *(1), (2), (3) 중 하나만 해당되어도 고위험 암으로 분류

D'Amico risk-stratification를 필자가 단순화한 표. 저위험으로 분류하기 위해서는 PSA, 병기, 글리손 점수 세 가지가 모두 기준 안에 들어야만 하며, 반대로 고위험은 세 가지 지표 중 하나만 고위험 기준에 들어도 고위험으로 분류된다.

전립선암의 위험도 분류를 지금까지 설명한 이유는, 이것이야 말로 사실상 전립선암의 치료 전략을 결정짓는 가장 중요한 과정이기 때문이다. 저위험도 암에서는 수술이나 방사선 치료보다는 다음 장에서 주로 설명할 적극적 감시AS Active surveillance을 의학적으로는 우선 권장한다. 반대로 고위험도에서는 수술이나 방사선 치료를 먼저 권장한다. 환자의 입장에서는 당장 부담스러운 수술이나 방사선 치료보다는 부담을 피해 갈 수 있는 저위험도, 혹은 중간위험도 암으로 분류되기를 원할 것이기 때문에 분류의 기준을 분명히 정리할 필요가 있다.

- 위험도 분류risk stratification의 의미: 전이와 사망률에서의 현격한 차이

암이 무서운 이유는 그 질환을 경험한 이후의 여명이 짧아지기 때문이다. 이런 맥락에서 암을 암으로 인식되게 하는 첫 번째 요소는 과연 환자의 수명에 얼마나 영향을 미치는지에 달려있다. 그렇다면 앞서 분류한 저위험도 암과 고위험도 암은 실제로 얼마나 경과가 다른가? 단도직입적으로 말하자면 사망률에서 현격한 차이가 발생한다.

암의 치료 성적이나 심각성을 나타내는 지표인 '5년 생존율'은 종양 분야에서 보편적으로 사용되는 단위다. 말 그대로 이 병을 앓고 있는 사람이 5년 후 살아 있을 가능성을 나타낸다. 환자에게는 차갑고 건조하게 들릴 수 있는 개념임을 부정할 수 없으나, 각 치료 간의 비교에 유용하고 또 얼마나 사나운 암인지를 직관적으로 나타내므로 임상 현장에서 많이 사용되어 왔다.

전립선암의 5년 생존율에서 중요한 분기점이 되는 지점은 '전이가 있는지 없는지' 이다. 미국 암학회의 2021년 보고에서 전이가 없는 비전이성 암 환자의 경우 4%만이 전립선암으로 사망하였고, 5년 이내에 사망한 경우는 전체 사망자의 36%였다. 반면, 전이성 암이었던 경우에는 70%가 전립선암이 사망 요인이었고 90%는 5년 이내에 사망했다.[3] 2011-2017년의 5년간으로 한정했을 때, 미국에서 비전이성 암의 5년 생존율은 100%로 보고된 반면, 전이암의 경우 5년 생존율은 30%였다(그림 4-4). 이러한 사실은 가급적 전이가 없는 상태에서의 조기 발견을 전립선암 대응에서 일차적인 목표로 삼아야 함을 시사한다.

PSA검사가 보편화된 미국에서 대부분의 전립선암은 전이가 없는 상태에서 발견되지만, 미국의 국가보건국National Institution of Health, NIH에서 매년 발표하는 국가 암 통계 자료에서는 USPSTF의 2012년 권고안 이후 PSA 검사 빈도가 감소하면서 전이암의 빈도가 증가하고 있다.

---

3. 미국 암학회에서 2000~2016년간 암 등록에 포함된 75만 명의 전립선암에 대한 사망률을 분석하여 2021년에 발표된 자료이다. 전체 암의 95% (713,517명)은 비 전이성 암이었고 5%(38,575명)만이 전이성 암이었다. 압도적 다수인 비전이성 암 환자의 경우 4%(29,048명)가 전립선암으로 사망하였고, 5년 이내에 사망한 경우는 전체 사망자의 36%였다. 반면, 전이성 암이었던 경우에는 70%(20,451명)가 전립선암으로 사망하였고, 이들에서 90%가 5년 이내에 사망했다.

출처 : Weiner AB, Li EV, Desai AS, Press DJ, Schaeffer EM. Cause of death during prostate cancer survivorship: A contemporary, US population-based analysis. Cancer. 2021 Aug 15;127(16):2895-2904.

2016년으로 한정할 경우, 전이성 암이 전체 전립선암에서 차지하는 비중이 8.8%로 2000년의 4.6%에 비해 2배가량 늘었으며 이는 미국에서 PSA선별검사 중단권고정책을 비판하는 중요한 근거가 되었다.

우리나라의 전립선암 병기 구성은 어떨까? 미국에 비해 PSA검사의 빈도가 낮아 첫 진단 시 전이 단계에서 발견되는 경우가 더 흔한데, 국립암센터에서 제공하는 국가암통계에서 2014~2018년 사이 전이암의 빈도는 10.2%로, 이는 유사한 시기(2011~2017년 사이) 미국의 7%에 비해 높은 수준이다. 전이암에서 우리나라의 5년 생존율은 36.6%로 미국의 30%보다는 높지만, 비전이성암의 5년 생존율은 73-88%로 미국의 100%에 비해서는 현저히 낮다<그림 4-4>.

그림 4-4. 미국과 우리나라의 병기에 따른 전립선암의 빈도와 5년 생존율 비교

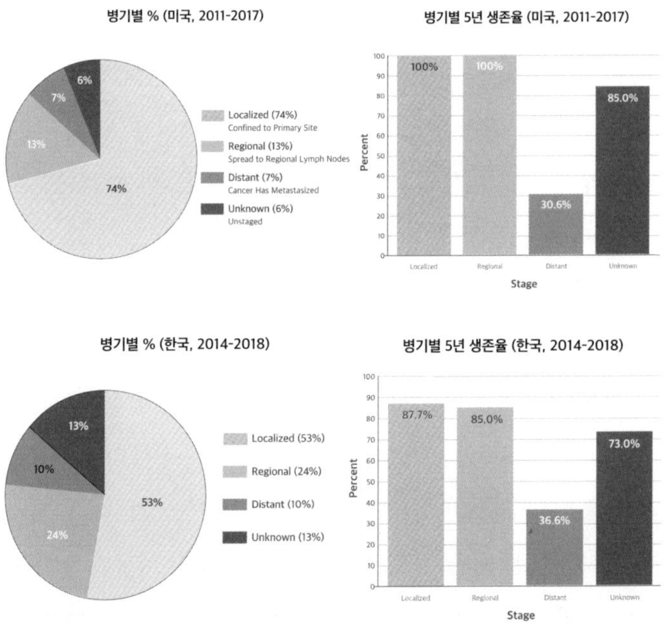

우리나라 환자들은 전이암이 더 많고 (10% vs. 7%), 5년 생존율은 국소localized 병기와 지역regional 병기 모두 미국의 100%에 비해 각각 88%와 85%로 낮았다. (자료출처 - 미국 : SEER 18 2011-2017 (https://seer.cancer.gov/statfacts/html/prost.html), 대한민국 : Annual report of cancer statistics in Korea in 2018 (2014~2180) (https://ncc.re.kr/cancerStatsView.ncc)

- 전이가 없는 고위험암의 치료 전략 : 수술 혹은 방사선 치료

지금까지 살펴본 대로 위험도 분류로 나타낸 전립선암의 공격성은 우선 전이가 있는지 없는지에서 차이를 보인다. 전이성 암은 4기 이상의 병기를 가진 고위험도 암을 포함하므로 전이의 가능성이 높고 이로 인한 사망률도 높아진다. 또한 전이가 없는 암에서도 위험도 기준에 따라 전립선암에 대한 사망률이 판이하게 달라진다.

다행인 것은 미국이나 우리나라 모두 전체 전립선암의 90%는 전이가 없는 상태에서 발견된다는 점이다. 다시 말해, 대부분의 환자에서 암은 전립선 안에 국한되어 있거나 (2기), 약간 벗어난 정도(3기)에서 발견된다. 이렇게 발견된 전립선암은 일차적으로 전립선에 대한 조치가 필요하다. 전이가 없는 상태에서 발견된 암이 저위험도 암이라면, 다음 장에서 설명할 적극적 감시AS Active surveillance가 먼저 고려해 볼 수 있는 전략이다. 발견된 암이 저위험도 암이 아닌 중간위험도나 고위험도 암이라면 완치cure에 좀 더 무게를 싣고 적극적인 치료인 수술이나 방사선 치료를 우선적인 옵션으로 권고하게 된다.

그렇다면 고위험암에서 수술 등의 적극적인 치료 방법으로 전립선암의 경과가 달라진다는 증거가 있는가? 아직 전이가 없는 상태, 즉 전립선암이 전립선을 벗어나지 못했거나 근처에만 머무르고 있다면 아무리 공격적인 암이라 할 지라도 수술이나 전립선에 집중한 방사선 치료를 통해 대부분의 암세포를 제거할 수 있을 것이므로 적극적인 치료로 효과를 기대해 볼 수 있다. 그렇지만, 2010년대 이전까지만 해도 절제를 통한 완치라는 전통적인 입장에서의 수술은 좀 더 낮은 병기와 등급에서, 다르게 표현하면 한번의 수술로 암이 완전히 없어질 만한 병기와 위험에서만 주로 시행되었다.

수술만으로 '완치' 상태에 도달하기가 쉽지 않아 보이는 고위험도 암에 대한 수술은 비교적 최근 들어서야 보편화되기 시작했다. 2010년대 이후 관련 연구들이 조금씩 축적되어 이제는 분명한 장점이 있다고 할 수 있을 정도가 되었다.

전립선암은 다른 암에 비해서 진행이 느린 경우가 많아 보통 10년 이상의 기간을 두고 관찰하는데, 고위험도 암에서 전립선암에 의한 사망률은 15년간 대략 20% 정도이다.[4] 이들 고위험도 암 환자의 수술로 인한 사망률의 감소는 10~28%에 이르렀고, 호르몬 치료와 함께 고용량 방사선을

---

4. 하나하나의 고위험도 지표로 분리하면, 15년 관찰 전립선암 특이 사망률은 PSA가 20ng/mL이상인 경우 22%, 글리손 합계점수 8-10인 경우 34%, 임상 병기 3기에서 38%로 매우 높은 편이다.

출처는 아래의 자료들.

Eggener SE, Scardino PT, Walsh PC, Han M, Partin AW, Trock BJ, Feng Z, Wood DP, Eastham JA, Yossepowitch O, Rabah DM, Kattan MW, Yu C, Klein EA, Stephenson AJ. Predicting 15-year prostate cancer specific mortality after radical prostatectomy. J Urol. 2011 Mar;185(3):869-75.

Fosså SD, Wiklund F, Klepp O, Angelsen A, Solberg A, Damber JE, Hoyer M, Widmark A; The Scandinavian Prostate Cancer Group-7 Investigators. Ten- and 15-yr Prostate Cancer-specific Mortality in Patients with Nonmetastatic Locally Advanced or Aggressive Intermediate Prostate Cancer, Randomized to Lifelong Endocrine Treatment Alone or Combined with Radiotherapy: Final Results of The Scandinavian Prostate Cancer Group-7. Eur Urol. 2016 Oct;70(4):684-691

Dess RT, Suresh K, Zelefsky MJ, Freedland SJ, Mahal BA, Cooperberg MR, Davis BJ, Horwitz EM, Terris MK, Amling CL, Aronson WJ, Kane CJ, Jackson WC, Hearn JWD, Deville C, DeWeese TL, Greco S, McNutt TR, Song DY, Sun Y, Mehra R, Kaffenberger SD, Morgan TM, Nguyen PL, Feng FY, Sharma V, Tran PT, Stish BJ, Pisansky TM, Zaorsky NG, Moraes FY, Berlin A, Finelli A, Fossati N, Gandaglia G, Briganti A, Carroll PR, Karnes RJ, Kattan MW, Schipper MJ, Spratt DE. Development and Validation of a Clinical Prognostic Stage Group System for Nonmetastatic Prostate Cancer Using Disease-Specific Mortality Results From the International Staging Collaboration for Cancer of the Prostate. JAMA Oncol. 2020 Dec 1;6(12):1912-1920

사용한 방사선 요법도 수술과 거의 유사한 사망률의 감소가 있었다. 이러한 결과 수술과 방사선 치료는 전이가 없는 상태에서 발견된 전립선암에 대한 표준적인 치료로 받아들여지게 되었다.[5]

5. 상대적으로 적은 용량의 방사선을 이용한 경우이거나 호르몬 주사 없이 방사선 치료만을 이용한 경우에는 수술의 성적이 방사선 치료보다 앞서는 경향을 보인다. 두 치료 중 어떤 것이 나은가에 대해 비교연구들이 있다. 기존 연구 결과를 집대성한 아래의 논문이 대표적이다.

Moris L, Cumberbatch MG, Van den Broeck T, Gandaglia G, Fossati N, Kelly B 등. Benefits and Risks of Primary Treatments for High-risk Localized and Locally Advanced Prostate Cancer: An International Multidisciplinary Systematic Review. Eur Urol. 2020 May;77(5):614-627.

- 계속 늘어나고 있는 대한민국 남성의 평균 수명을 감안할 때 전립선암 수술은 어느 나이까지 가능한가

우리나라 전립선암의 특징은 노인층을 중심으로 발생한다는 점이다. 더구나 많은 경우가 수술로 완치를 노릴 수 있는 전이가 없는 상태에서 발견되므로 결국 수술은 어느 정도의 나이까지 가능한가 라는 문제로 귀결된다.

노인 전립선암 빈도의 증가는 전 세계적인 현상이다. 앞서 설명한 대로 일본에서도 발견되는 전립선 암의 2/3 정도가 75세 이상이며, 미국에서도 발견되는 전립선암 또한 절반 정도는 65세 이상이다. 이처럼 노인층에서 전립선암의 발견이 늘어나고 평균 수명 또한 전 세계적으로 늘어나자 통상 10년으로 생각하는 여명만으로 수술이 가능한 나이를 제한하는 것이 과연 타당한지에 대한 의문이 생겨났다.

2020년을 기준으로, 미국과 유럽 남성의 평균 수명은 각각 75.1세와 77.5세이다. 이 평균 수명의 의학적 의미는 '그해에 태어난 아이의 평균적인 기대 여명'이다. 2021년 현재 우리나라 남성의 평균수명 80.6세는 2021년에 태어난 남아에게 평균적으로 기대할 수 있는 수명이라는 뜻이다. 만약 2023년 현재 나이가 75세 이른 노인이라면, 이 분의 여명은 5년 남았다는 의미인가? 그렇지 않다.

여명 추산 시 현재 시점에서 장·노년이라면 지금까지 삶을 통해 건강 상태가 어느 정도 증명되었으므로 노인은 더 길게 추산한다. 예를 들어 현재 75세인 미국 남성의 기대 여명은 2017년에 10.6년으로 계산되었다. 그러니 10년의 여명이라는 기준을 적용할 때 수술이 가능한 나이의 한계를 75세로 설정할 수 있고 이 견해는 오랜동안 일선의 비뇨의학과 전문의들에게서 받아들여 온 일반적인 한계선이었다. 만약, 앞으로도 평균 수명이 계속 증가한다면 그 나이에 해당하는 사람의 기대 수명이 늘어나므로 더 나이 든 분들에게도 수술을 시행할 수 있다고 본다.

2022년 12월 통계청에서 발표한 <표4-2>는 남녀의 현재 나이에서 기대되는 수명의 변화를 요약해서 보여주고 있다. 현재 80세인 남성을 기준으로, 1970년에는 이분의 남아있는 수명, 즉 여명은 4.7년으로 예상되었으나 2011년에는 7.4년으로 늘어났고, 2021년에는 8.5년으로 더 늘어났다. 이러한 추세라면 우리나라에서 여명을 기준으로 한 전립선암 수술의 한계 연령은 80세로 재설정되리라 예상된다.

표 4-2. 성·연령별 기대여명 추이 (1970~2021년)

연령	남성						여성					
	1970	2011	2020	2021	증감		1970	2011	2020	2021	증감	
					'11대비	'20대비					'11대비	'20대비
0세	58.7	77.3	80.5	80.6	3.4	0.1	65.8	84.0	86.5	86.6	2.6	0.1
10세	52.8	67.6	70.8	70.9	3.3	0.1	60.2	74.3	76.7	76.9	2.6	0.1
20세	43.9	57.8	60.9	61.0	3.2	0.1	51.3	64.4	66.8	67.0	2.6	0.1
30세	35.4	48.1	51.2	51.3	3.2	0.1	43.0	54.6	57.0	57.1	2.5	0.1
40세	26.7	38.6	41.5	41.7	3.1	0.1	34.3	44.9	47.3	47.4	2.5	0.1
50세	19.0	29.5	32.2	32.3	2.8	0.1	26.0	35.4	37.7	37.8	2.4	0.1
60세	12.7	21.0	23.4	23.5	2.4	0.1	18.4	26.0	28.2	28.4	2.4	0.1
70세	8.2	13.3	15.3	15.4	2.0	0.1	11.7	17.1	19.1	19.2	2.1	0.1
80세	4.7	7.4	8.4	8.5	1.1	0.0	6.4	9.5	10.8	11.0	1.5	0.1
90세	2.8	3.7	4.1	4.2	0.5	0.1	3.4	4.6	5.2	5.3	0.7	0.1
100세이상	1.7	1.9	2.0	2.1	0.1	0.0	1.9	2.2	2.4	2.5	0.2	0.1

1970년에 갓 태어난 0세 남아의 기대수명은 58.7세였으나 그 당시 80세였던 남성의 여명은 4.7년으로 큰 차이가 발생한다. 마찬가지로 2021년에 태어난 남아의 기대수명은 80.6세이지만 2021년 시점에서 80세일 경우 기대 여명은 8.5세이다.(자료출처 - 생명표, 통계청, 2022년 12월 6일 발표).

- 나이만으로 수술 가능 여부를 결정하지 않는다: 고령에서 얼마나 수술이 가능할지를 제시하는 G8 점수체계

평균 수명의 증가와 아울러 의료현장에서의 수술가능 연령도 점차 상향되고 있다. 필자가 전공의 수련을 받았던 20여 년 전에 수술을 받던 대부분의 환자는 60대 이전으로, 80세 이상의 수술은 드물어서 마취과와 집도의 모두 긴장한 상태에서 시행되었다.

오늘날, 70대의 수술은 당시의 60대와 유사하게 일상적으로 이루어지며 건강관리를 잘하시는, 그야말로 주민등록번호 앞자리로 확인하기 전까지는 연세를 알아차릴 수 없을 정도의 80대 환자도 종종 만나볼 수 있다. 전립선암은 아니지만 90대 초반의 연세에서 다른 병원에서도 나이를 이유로 수술을 몇 년 동안 거부당하신 분의 수술도 큰 문제없이 집도한 경험도 있다.

평균적인 지표에 불과한 나이로만 수술 여부를 결정하는 것은 이로 인해 건강을 회복할 가능성이 있는 오늘날의 많은 장·노년층 환자들에게 의료적인 서비스를 제대로 제공하지 못할 가능성이 있다.

나이는 숫자에 불과하여 건강상태의 지표로 전면적으

로 활용하기에는 무리가 있는 경우가 많다. 스스로 거동이 불가능하고 치매의 위험이 있는 환자의 전립선암 수술은 이후의 재활 과정을 제대로 이행하기 어렵고 보호자와 환자의 삶의 질을 위협할 수 있어 권장하기 어렵다. 반대로 아무리 나이가 많아도 겉으로 구분할 수 없을 정도의 건강 상태를 유지한 분이라면 전립선암 수술은 거의 대부분의 환자들이 동반하게 되는 전립선 비대로 유발된 배뇨증상까지 해결할 수 있는 매력적인 수단이 될 수 있을 것이다. 최근 일선에서 사용되기 시작한 단일공 로봇수술 등의 방법을 통해 환자가 수술로 인해 받는 육체적·심리적 부담을 줄이고 수술 시간은 단축하면서도 빠른 회복을 기대할 수 있게 되었다.[6]

노령화는 전 세계적인 현상이다. 국제적으로도 고령자의 수술 가능 여부를 가늠해 줄 수 있는 새로운 잣대의 필요성이 대두되었다. 이에 유럽비뇨의학회[7]는 2017년부터 G8 점수라는 기준을 전립선암 진료지침에 포함하고 있다. G8

---

6. 이런 방법들을 이전의 개복수술과 대비하여 비침습적 수술minimal invasive surgery이라 하며, 6장에 자세히 소개된다.

7. European Urological Association, EAU는 비뇨의학계에서 가장 큰 전문학술단체이다

점수는 말 그대로 8가지의 질문에 대한 답변으로 얻어진 점수표이다. 당장 바뀌지 않는 지표인 나이, 체질량지수(몸무게/키), 복용하는 약물의 개수를 제외하고는 거동 상태, 영양 상태, 치매 여부를 주로 묻는다. <표 4-3>과 같은 8가지 문항의 질문에서 합계 점수가 14점 이상일 경우 일반적으로 수술에 적합하다고 판단한다. 6장에서 설명하겠지만, 전립선암 수술 전후에는 요실금의 빠른 회복을 위해 골반저근훈련 등 환자의 적극적 협조가 필요한 부분이 있다. 다음장에 소개한 노인 수술 가능 적합성을 평가하는 G8 점수 체계는 나이보다는 더 합리적인 평가 도구로 보인다.

표 4-3. G8(포괄적 고령자 평가) 설문지 한글판

A. 지난 3개월 동안 식욕 상실, 소화 장애, 음식물을 씹거나 삼키는데 어려움이 있어 음식물 섭취가 감소 하였습니까?

0 = 음식물 섭취가 심하게 감소함

1 = 음식물 섭취가 중간 정도로 감소함

2 = 음식물 섭취가 감소하지 않음

B. 지난 3개월 동안 체중이 감소하였습니까?

0 = 3kg 이상 체중 감소

1 = 모름

2 = 1-3kg 체중 감소

3 = 체중감소 없었음

C. 활동 정도?

0 = 침대에 누워있거나 휠체어를 타고 있음

1 = 침대/휠체어 밖으로 나올 수 있으나 나오지 않음

2 = 밖으로 외출함

E. 신경심리학적 문제?

0 = 중증 치매 또는 우울증 있음

1 = 경증 치매 있음

2 = 신경심리학적 문제 없음

F. 체질량지수(BMI)? [체중(Kg)/키(m)2]

0 = BMI 19 미만

1 = BMI 19 이상 21 미만

2 = BMI 21 이상 23 미만

3 = BMI 23 이상

H. 하루에 복용하는 처방 약물이 세 가지 이상입니까?

0 = 예

1= 아니요

P. 비슷한 연령의 다른 사람들과 비교했을 때, 환자 분은 자신의 건강 상태를 어느 정도라고 생각합니까?

0 = 다른 사람들 보다 건강하지 않다

0.5 = 모름

1.0 = 다른 사람과 건강 정도가 비슷하다

2.0 = 다른 사람들 보다 더 건강하다

나이

0 = 85세 이상

1 = 80세 - 85세

2 = 80세 미만

G8 점수 한글판. 일반적으로 14점 이상이면 수술에 적합하다고 판단한다. 최근에 서울대학교 비뇨의학 교실의 육형동, 정창욱 교수가 한글화했으며 출처는 아래의 문헌. Korean version of the G-8 geriatric screening tool: Translation and linguistic validation. Yuk HD, Kim JJ, Ku JH, Kwak C, Kim HH, Jeong CW. J Geriatr Oncol. 2020 Apr;11(3):470-474. doi: 10.1016/j.jgo.2019.06.002.

- 결론 : 국소적 전립선암 치료 여부의 결정인자 - 암의 공격성과 환자의 기대 여명

전립선암에 대한 치료의 결정에는 두 가지 요건이 중요하다. 하나는 그 암이 원래 가지고 있는 생물학적인 공격성을 평가한 위험도risk stratification, 다른 하나는 환자에 초점을 맞추어 어떤 치료를 받았을 때 얻을 수 있는 득실 여부를 따질 수 있는 여명이다.

전립선암이라는 한가지 이름으로 불리지만, 실제의 공격성은 사람마다 판이하다. 그 암이 보유한 잠재적인 공격성을 진단 시의 PSA점수, 병기, 글리손 등급을 포함한 세 가지(혹은 그 이상) 지표를 통해 복합적으로 규정하자는 것이 위험도의 개념이다. 현대의 전립선암 치료에 있어서 위험도는 가장 중요한 판단 기준이다. 저위험도 암에서는 고전적인 암 치료 방식인 수술이나 방사선 치료가 적극적인 감시보다 생존 기간을 더 늘린다는 증거는 아직 없다. 반대로 고위험도 암에서는 수술이나 방사선 치료를 통해 그 기간을 늘릴 수 있음이 밝혀졌다.

대부분의 암 치료, 특히 전이가 없는 상태에서의 고전적인 암 치료는 암이 발생한 특정한 장기에 타격이 필요하므로 부득이하게 특정 장기의 기능이 손상될 수밖에 없다. 암 치료는 예측할 수 있는 부작용의 발생과 치료로 인한 수명연장 간의 치밀한 득실계산을 통해 결정해야 한다. 기계적이거나, 공식적으로 결정해서는 안 된다. 환자가 얻을 이득이라는 측면에서, 여명으로 제시되는 환자의 나이는 분명히 중요한 고려 요소이다. 그러나, 오늘날 우리나라처럼 전체 전립선암 환자의 1/3 이상이 75세 이상에서 발견된다면 나이라는 요소만으로 평가했을 때는 문제 없이 수술을 받을 수 있는 건강 상태이며 완치가 될 수 있음에도 불구하고 시술을 못하는 사례도 생기게 된다.

우리나라에서 평균 수명은 지난 50년간 지속해 증가했고 앞으로도 그럴 것이다. 현재 75세에 이른 남성의 공식적 평균 수명은 10년이 훨씬 넘는다. 때문에 나이만으로 수술 가능여부를 따지는 않고 종합적인 수술 가능 여부를 평가하는 G8 점수와 같은 체제가 점차 중요해지고 있다. 한편으로는 로봇수술, 단일공 로봇과 같은 전립선암 수술의 기술적 진보가 축적되어 이전의 개복수술에 비해 수술로 인해 발생하는 통증, 합병증, 일상 회복의 기간이 많이 단축되었다. 그러므로 필요한 경우 수술은 이전 세대에 비해 비교적 부담 없이 시행될 수 있는 옵션이라 하겠다.

암이니까 무조건 수술을 해야 한다는 사고는 21세기에는 맞지 않다. 고위험암의 경우 수술을 권고하지만, 점차 많아지고 있는 저위험암에서의 수술은 먼저 권고되기에는 증거가 다소 약한 옵션에 불과하다. 여러 증거들을 총정리하여 제시하는 현재의 권위 있는 진료지침들은, 저위험암에서 표준적인 치료로 수술 대신 적극적 감시Active surveillance의 손을 들어준 지 오래다. 이 책의 핵심인 적극적 감시Active surveillance, AS는 어떤 과정과 검증을 통해 전통적인 암 치료 방법인 수술이나 방사선 치료를 앞서게 되었는지, 이제야 설명할 준비가 갖추진 것 같다. 다음 장에서는 객관적인 수치와 비교를 통해 가설을 검증하는, 과학의 영역에 들어선 의학의 현주소를 보여주는 내용이 될 것이다.

이번 장의 핵심은 병기, PSA, 글리손 점수를 종합한 위험도의 개념이다. <표 4-1>을 다시 한번 보면서 이장을 마무리하고자 한다. 저위험도 전립선암은 이 세 가지 조건이 모두 저위험도 기준 안에 들어가 있을 때이며, 고위험도 전립선암은 세 가지 조건 중 하나라도 고위험도 기준이면 고위험도로 분류하고, 중간 위험도는 이 두 가지 위험도가 모두 아닐 경우로 이해하면 될 것이다.

위험도	분류조건
저위험 전립선암 (Low-risk)	(1) PSA < 10ng / dL (2) 병기 2기 이하 (3) 글리손 점수 6점 *(1), (2), (3) 조건이 모두 만족하는 경우에만 해당
중간위험 전립선암 (Intermediate-risk)	(1) PSA < 10~20ng / dL (2) 병기 2기 (3) 글리손 점수 7점
고위험 전립선암 (High-risk)	(1) PSA ≥ 10~ng / dL (2) 병기 3기 (3) 글리손 점수 8점 이상 *(1), (2), (3) 중 하나만 해당되어도 고위험 암으로 분류

5장

저위험암에서 가장 많이 선택되는 치료, 적극적 감시 (Active surveillance, AS)

왜 '완치'되는 수술보다 우선 '방임'하는
적극적감시(AS)를 권장하는가?

5장에 이르러서야 이 책의 제목에 내포된 적극적 감시AS Active surveillance, AS를 소개하게 되었다. 적극적 감시AS란 현재 진단된 전립선암에 대해 당장 치료를 시행하지 않고 우선 열심히 '관찰'만 하다가 암의 성질이 공격적, 치명적으로 바뀌는 경우 적극적 치료로 태세 전환하겠다는 의미이다. 즉, 현시점에서는 즉각적인 치료를 연기하고, 공격성이 증가하는 징후가 있을 때, 그 시점에 타격을 가한다. 그런 징후가 계속 발견되지 않는다면 영구히 치료를 받지 않을 수도 있다.

왜 이런 치료가 제안되었고 저위험도 암의 치료에서 대세가 될 수 있었는가를 소개하는 것이 이번 장의 핵심이다. 두 가지 현실적인 의문인 '당장 치료를 하지 않아도 괜찮은 암의 기준이 무엇인가'와 '공격성의 변화가 발견되지 않는다면 얼마나 오랫동안, 이 전략을 유지할 수 있을 것인가'를 주로 설명하려고 한다. 모든 전립선암에 대해 적극적 치료 대신 적극적 감시AS을 할 수 있는 것이 아닌 관계로, 이 장의 이해를 위해서는 지금까지 언급한 내용들이 전제되어야 한다. 먼저 여기부터 이 책을 보신 분이라면 부디 앞장들의 중요한 표와 그림들을 우선 숙지해 주시기를 당부드린다.

암에 대한 고전적인 형태의 치료는 그 암이 발생한 장기를 통째로 몸 밖으로 제거하거나(수술), 전체가 아닌 일부만을 선택적으로 없애거나(국소치료local therapy), 수술이 불가능하거나 어려운 컨디션이라면 표적 장기를 포함한 그 지역 전체를 방사선으로 파괴하는(방사선치료radiation therapy) 방식이었다. 그런데, 제 아무리 전립선 고유의 사정기능이 가지는 상대적 중요성이 암이 주로 발생하는 장·노년기가 되면 적어질지언정, 인체의 일부에 대해 물리적인 방식에 기반을 둔 공격은 그 장기 기능의 영구적인 손실을 유발한다. 그 뿐만 아니라 직접적인 타격 목표가 아닌 주변부에도 의도하지 않은 손상을 입히게 된다. 전립선은 골반 내에서도 비교적 중앙인 가장 깊은 곳에 있어 접근이 쉽지 않다. 좁은 공간에 주변 장기들이 다닥다닥 붙어 있어서[1] 인접한 장기에 손상을 입히지 않고 전립선만 골라내어 공격하는 것은 현실적으로 불가능하다.

모든 종류의 물리적 치료들은 그 정도와 특성의 차이가 있지만, 치료와 관련된 부작용을 초래할 수밖에 없다. 내시경 영상 기술의 눈부신 발전으로 복강경이나 로봇수술의 경

1. 위로는 방광, 아래로는 요도와 골반저근pelvic flow muscle, 뒤로는 직장

우, 전립선을 제외한 나머지 부분을 수술 시야에서 구분할 수는 있게 되었다. 하지만 오랫동안 한 덩어리로 붙어있던 예민한 부분의 분리를 시도하는 것 자체가 신경과 근육계에 마비를 초래한다. 또한 전립선만을 온전히 제거했다고 하더라도 방광과 요도를 다시 이어주어야 하므로 일시적인 기능적 손상에서 자유로울 수는 없다. 비록 대부분은 배뇨와 관련된 부작용은 조절이 가능하고 시간이 갈수록 확실히 호전되는 경과를 보이지만[2] 성기능이나 사정과 관련된 기능적 손실을 피해 갈 수는 없다.

방사선 치료의 경우 그 후유증도 고려해야 한다. 그러므로 전립선 암에 대한 적극적 치료 여부의 결정에서 가장 중요하게 고려되어야 할 점은 치료의 부작용으로 초래되는 삶의 질 저하를 피하는 것이 더 중요한지 아니면, 암을 죽임으로써 얻게 되는 잠재적 생존 기간 연장이 더 중요한지 라는 점이다.

현대의 치료 전략은 서로 반대쪽으로 뛰어가는 듯한 이들 두 마리 토끼를 다 잡으려는 방향으로 진보하고 있다. 특

2. 방사선 치료의 후유증은 초기에는 잘 생기지 않으나 시간이 갈수록 그 빈도가 늘어나고 악화되는 특성이 있다.

히 전립선이라는 해부학적 위치를 감안한다면 부작용이 완전히 없을 수는 없다. 따라서 치료가 필수적이 아닌 경우에는 당장 시행하지 않음으로써 삶의 질을 유지하는 전략은 목표 달성의 한 방편이 될 수 있을 것이다.

우리는 4장에서 전립선암을 하나의 단일한 암으로 취급하기보다는 서로 다른 특성을 가진 비균일한heterogeneous 암세포들의 집합체로 본다는 의학적 경향을 살펴보았다. 환자에게 사망을 일으킬 수 있는 공격성이라는 측면에서 양 극단에 위치한 두 종류의 암인 저위험도 암과 고위험도 암이 존재했다. 전립선암이라고 이름만 같을 뿐이지 사실상 그 성향은 완전히 달랐다. 우리가 암을 악성이라 부르는 특성, 즉 재발과 전이를 통해 결국 환자의 사망을 유발하는 경향은 고위험도 전립선암에서 두드러지는 것이지 저위험도 암에서는 드물게 발견되는 성질이다. 이런 까닭에, 저위험 전립선암에 대한 치료 시점은 치료할 가치로 판단해야 한다. 치료의 부작용을 감수하더라도 장차 생명을 위협할 가능성이 있을 정도로 공격성이 증가한 시점에 와서야 시작하는 치료는 진지하게 고려해 볼 만한 하나의 '치료적' 옵션이 될 수 있다.

거시적인 면에서 적극적 감시AS의 효용성은 얼마나 많은 사람에게서 전립선암이 저위험도 상태로 발견되는가에 달려있다. 세계적으로 높은 전립선암의 발생률과 유병률을 고려할 때, 발견 당시 환자들이 저위험도 암이라면 적극적 감시AS는 한정된 의료적 자원을 효율적으로 사용하는 중요한 전략으로 재고될 수 있다. 반대로, 중간위험도나 고위험도 암이 다수를 차지한다면 적극적 감시AS는 저위험도로 밝혀진 일부 환자의 여러 치료법 중 하나로만 인식되어도 충분할 것이다.

그런데 통상 암은 시계열적 성장 양상을 보인다. 작은 암에서 큰 암으로, 저등급 암(정상세포와 유사한암)에서 고등급암으로(돌연변이가 많아지는 암으로) 서서히 이행된다. 저위험도 암의 발견 빈도는 전립선암이 얼마나 이른 시기에 발견되는가 혹은 나중에 발견되는가의 문제와 직결된다. 앞선 논의를 통해 전립선암 조기 발견에서 가장 중요한 요인은 PSA검사의 빈도임을 알고 있다.

저위험도 암의 비교적 느린 성장 속도를 감안하면 특정 지역에서 전립선암의 선별검사인 PSA가 얼마나 널리, 그리고 얼마나 오랫동안 시행되고 있었는지에 대한 문제는 저위험 전립선암의 발견 빈도와 궤를 같이할 가능성이 크다. 따라서 PSA선별검사의 빈도가 높은 나라에서 적극적 감시AS는 중요한 전립선암 대응 전략이 될 것이며, PSA선별검사의 빈도가 낮은 나라에서는 당장의 중요성은 떨어질 것이다. 만약, 어떤 나라나 지역에서 PSA선별검사의 빈도가 폭발적으로 늘어나고 있다면 어떻게 될까? 일정한 시간이 지나면 선별검사의 활성화로 조기에 발견되는 암이 많아지고 이렇게 해서 발견 당시 암의 병기stage가 낮아지면 위험도risk-stratification 또한 낮아지게 된다. 그 결과 시간이 갈수록 저위험도암의 발생이 점차 늘어날 것이며, 점차 적극적 감시AS의 사회적 중요성이 커지게 될 것이다.

우리나라가 바로 이런 상황이다. 이 점이 필자가 폭발적으로 늘어나는 노인 인구와 더불어 앞으로 적극적 감시AS에 대한 사회적 논의가 필요해 지리라 전망하는 이유이다.

- 저위험도 전립선암, 얼마나 많은가

생명과 직결된 질환에 대하여 증상이 생기기 전에 그 병의 발생 여부를 체크하는 선별검사의 목적은 분명하다. 좀 더 이른 시기에 그 병에 대한 치료를 시작함으로써 특정 질환에 의한 사망률을 줄이는 데 있다. 다른 질환과 차별화되는 암의 특징은 생물학적인 공격성이 처음부터 끝까지 같은 정도로 유지되는 게 아니라 점차 증가하는 데 있다.[3] 사망률은 그 암의 공격성이 클수록 높아질 수밖에 없으므로 선별검사를 통해 생물학적인 공격성이 증가하기 전에 일찍 발견할 수 있다면 이는 사망률의 감소에 기여할 수 있을 것이다.[4]

암에 의한 사망은 여러 가지 원인이 누적되어 일어나는 일련의 복합적인 과정이다. 교통사고나 상해와 같은 즉각적 결과와 달리 서서히 진행되는 만성적인 경과를 나타낸다. 특히, 다른 암에 비해서 상대적으로 생존 기간이 긴 전립선

3. 마치 항생제를 오래 쓰면 세균들이 치료에 듣지 않는 것처럼 암도 이전에 받았던 치료에 대해서 일정 시간이 지나면 잘 듣지 않는데, 이러한 현상을 암의 진화tumor evolution라는 개념으로 설명한다.

4. 반드시 이렇지는 않으며 비록 조기 발견되었으나 총생존 기간에서는 차이가 없는 비뚤림 현상lead-time bias도 분명 존재한다.

암의 경우 선별검사에 의한 사망률 감소의 효과를 얻기 위해서는 상대적으로 오랜 기간이 필요하다.

선별검사의 사용 초기에는 이전에는 한창 진행되어 증상이 나타난 다음에야 발견되던 병을 검사로 일찍 발견하게 된다. 이에따라(그림 3-1에서 나타낸 것처럼) 특정 질환의 발견이 급격하게 늘어나게 되었다. 선별검사를 지속적으로 사용함으로 사망률 감소에 이르는 시점이 지나게 되면 발견되는 암 중에서 저병기, 저위험도의 암이 점차로 많아지게 된다. 발견 당시 암의 공격성이 차차 줄어들고, 선별검사를 더 장기적으로 사용하게 되면 생존 기간의 증가, 즉 선별검사 원래의 목표를 달성하게 될 것으로 예상할 수 있다.

이러한 전망은 우리나라보다 약 30여 년 앞서 PSA선별검사가 도입되고 대중화된 미국의 데이터에서 확인할 수 있다. 단 하나의 준국가기관인 건강보험공단에 의해서 획일적으로 의료보험이 처리되는 우리나라와 달리 개인에 대한 의료보험의 집행이 서로 다른 계약조건을 가지는 개별 회사들에 의해서 관리되고, 그 회사들에 의해 병원별, 의사별로 등급이 부여되는 미국에서는 전체적 양상을 파악하기가 어려운 면이 있다. 그러나 미국의 데이터는 우리나라 보험자료에서 제공하지 않는 전립선암의 위험도 분류risk-stratification를 포함하고 있으므로 PSA선별검사의 도입과 전립선암의 위험도 간의 상관관계를 살펴보기에는 더 적절하다.

미국에서 PSA는 미국 식품안전국Food and Drug Administration, FDA에 의해 1986년에 전립선암 진료의 도구로 승인되었고 1994년에는 선별검사의 목적으로도 승인받았다.

PSA검사가 승인된 지 얼마 되지 않은 시점인 1989년에 발견된 암의 40%가량은 고위험 암이었고 저위험 암은 30% 정도였다. 그러나, 13년이 지난 2002년 고위험암은 절반 이상 줄어들어 16%로 감소하고 반대로 저위험암의 비중은 전체의 절반 정도로 증가하였다. 이는 PSA선별검사의 위력을 증명해 주는 것이다.

PSA값 20ng/mL 이상으로 전이 위험도가 높은 전립선암은 27%에서 8.1%로 감소하였다. 13년이라는, 보건의료적으로는 짧은 기간동안 1/3 수준이 된 것이다. 그 빈 자리를 4-10ng/mL의 저위험도 암이 차지하였다. 2002년이 되면 PSA값 10ng/mL 미만으로 정의되는 저위험도 암이 절대 다수를 차지하게 된다.

마지막 시점인 2002년에 미국의 50세 이상 남성의 PSA검사 연간 수검률은 약 50%로 추정된다. 이렇게 많은 사람이 선별검사를 자발적으로 시행하면서 70년대와 80년대에 사망률이 치솟았던 전립선암은 2000년대 중반부터 위험도가 낮을 때 발견되는 암으로 인식되기에 이르렀다. 잊지 말아야 할 것은, 이 당시에도 PSA검사는 국가에 의해 주도되는 검사가 아니었다는 사실이다. 이미 70년대부터 전립선암은 미국 남성에게서 부동의 발생률 1위의 암이었기 때문에 많은 대중에게 공포의 대상이었다. 바로 이러한 사회적 인지도가 별도의 국가적 지원책이 없이도 PSA검사를 단기간에 거의 국민적인 검사로 자리매김시킨 배경이 되었다.

미국은 의료비가 비싼 것으로 유명한 나라다. 내시경이나 초음파 등 전문 의료인에 의해서 수행되거나 CT나 MRI와 같은 시간이 걸리고 접근성이 떨어지며 고가인 다른 검사들에 비해 채혈 한 번으로 쉽게 시행할 수 있는 PSA검사의 상대적 편의성도 이 검사가 미국에서 보편적인 검사로 자리 잡는데 기여했을 것으로 보인다.

- 우리나라에서 저위험도 암의 빈도는?

미국에 비해 압도적으로 PSA검사의 빈도가 적은 우리나라는 어떠한 상황일까? 우리나라의 보험정보는 전립선암의 위험도 판단에 필요한 정보를 제공하지 않는다. 보험자료의 원래 목적은 대상 암에 대한 의료적 판단이 아닌 암치료에 대한 평가이므로 이는 잘못된 것이 아니다. 단, 암의 공격성이라는 관점에서 전립선암 환자의 치료 경향 전모를 조망하는 자료는 아직 없다. 그러나, 최근 빅데이터를 이용하여 이를 간접적으로 보여주는 자료는 점차 늘어나고 있다.

대표적 결과물로는 2005년부터 2014년까지 의료보험에 등재된 전체 전립선암 환자의 보험자료를 바탕으로 전립선암의 치료 패턴을 연구한 강호원·윤석중 교수의 연구이다. 이 연구에 따르면, 2005년에 수술을 받았던 환자는 그 해에 발견된 전체 전립선암 환자의 30%였던 반면, 호르몬 치료를 시행 받은 환자는 전체의 51.6%였다. 10년이 지난 2014년에는 수술받은 환자가 전체의 45.9%까지 늘어났고, 반면 호르몬 치료만 시행 받은 환자는 39%로 감소하였다. 일반적으로 수술은 전이가 없는 국소 암일 때 사용하는 방법이고 호르몬 치료는 전이가 있는 경우에 사용하는 대표적인 방법임을 감안하면, 이는 우리나라에서 전립선암의 위험도가 이전에 비해 점차 낮아지고 있다는 점을 방증하는 자료라고 할 수 있다.[5]

미국과 달리 전립선암에 대한 사회적인 인지도가 거의 없으며 생애전환기 검사 등 국가 주도 건강검진에서는 PSA 검사를 시행하지 않는 우리나라에서 PSA검사는 주로 인구 밀집 지역에서 상업적으로 시행되는 별도의 건강검진을 시행 받거나 의식적으로 이 검사를 목적으로 하지 않는다면 여전히 접하기 어려운 검사이다.[6] 그나마 집계가 가능한 것은 건강보험을 이용한 빈도 조사이다. 필자가 2006~2016년 사이의 시행한 전 국민 전수조사에서 우리나라 40세 이상 남성 중 PSA검사 빈도는 2006년에는 2.5%만 시행되었

5. .출처는 아래의 논문.
Kang HW, Yun SJ, Chung JI, Choi H, Kim JH, Yu HS, Ha YS, Cho IC, Kim HJ, Chung HC, Koh JS, Kim WJ, Park JH, Lee JY, Kim SY. National practice patterns and direct medical costs for prostate cancer in Korea across a 10 year period: a nationwide population-based study using a national health insurance database. BMC Health Serv Res. 2019 Jun 24;19(1):408.

6. 보통 노인의 상당수에서 경험하는 전립선 비대증 검사는 대부분의 기관에서 PSA검사를 항목 중 하나로 포함하고 있으나 배뇨 증상이 없다면 검사를 시행 받을 가능성이 낮아진다.

고 이후 지속적으로 증가했지만 2016년에도 7.2%에 머물렀다.[7] 이러한 검사율로 추정하건데, PSA검사에 대한 인지도가 생겨나기 시작한 우리나라의 현 상황은 80년대 말 미국과 유사한 정도의 빈도로 보인다. 따라서 저위험도 전립선암은 최대로 잡더라도 2016년 시점에서는 전체 암의 1/3 미만일 것으로 추정된다.

근래에는 연간 PSA 수검자 수가 100만 명을 돌파하여 점차 빈도가 늘어나고 있다. 이러한 PSA검사의 증가 추세가 지속된다면 미국의 2000년대 중반과 마찬가지로 저위험암이 전체의 절반 정도까지 늘어날 가능성이 있기는 하다. 그러나 이는 PSA검사의 기회가 집중된 인구 밀집 지역에 국한된 것이고, 노령인구의 증가로 지역소멸의 위기를 겪는 지방에서는 여전히 전립선암의 공격성이 높을 수밖에 없을

---

7. 2장에서 이미 소개한 자료와 같은 필자의 논문. 2006~2016년 사이 우리나라 40세 이상 남성에서 PSA검사의 빈도에 대한 조사이다. 보험자료를 기준으로 약 350만 명의 PSA검사 수검률을 전국적으로 조사하였다. 2006년에 비해 2016년까지 모든 연령에서 검사율이 매우 증가하였다. 이러한 증가에도 불구하고 2016년 현재 전체의 검사율은 7.27%였다. 연령별로는 40대에서 1.65%, 50대에서 4.9%, 60대에서 12.0%였으나, 70대에서는 19.2% 80대에서는 21.6%로, 70대 이상에서는 5명 중에 한 명꼴로 PSA검사가 시행되었다. Ko YH, Roh KC, Kim BH. The national-wide incidence of prostate-specific antigen testing trend for a decade in Korea by age group. Investig Clin Urol. 2022 Mar;63(2):184-191. 2022년대한비뇨의학회학술대회 우수초록발표상 수상

것이다.

우리나라 전립선암 위험도의 전모를 파악하기 위해 국가적 단위의 데이터 수집이 현재 진행 중이긴 하지만, 검사를 위한 환자의 외부 유출이 적은 지역으로 시점을 돌리면 좀 더 직접적인 자료를 얻을 수 있다. 대구가 그런 지역 중 한 곳이다. 비수도권으로는 우리나라의 대표적 인구 밀집지역이고 지역 3차 의료기관 간의 연계가 잘 되어 있다. 경북까지 포함하면 우리나라 전체 인구의 10% 정도를 차지하므로 전반적인 경향성은 이 지역의 자료를 통해 엿볼 수 있다. 이러한 배경에서 필자는 대구에 있는 7개 3차 병원 전체가 참여하여 2003년, 2007년, 2011년, 2015년, 2019년, 2021년에 각 병원에서 발견된 전립선암 환자들의 발견 당시 위험도risk-stratification를 분석하였다. 그 결과는 사뭇 충격적이었다.

그림 5-1. 대구/경북지역에서 해당연도에 발견된 전립선암의 위험도 분석.

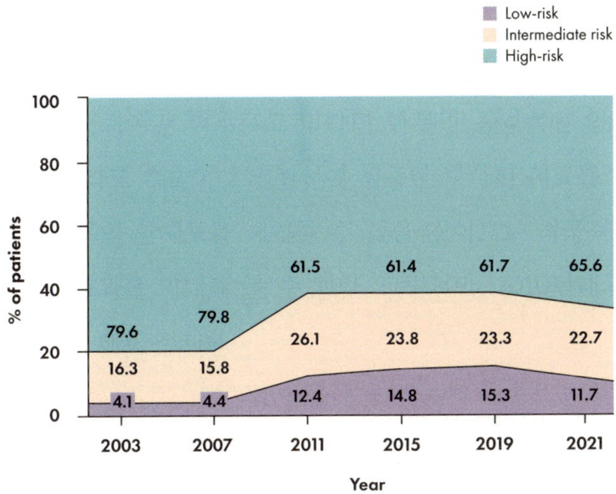

출처 - Ko YH, Kim BH, Kwon SY, Jung HJ, Hah YS, Kim YJ, Kim HT, Lee JN, Kim JH, Kim TH; Daegu-Kyungbook Urologic Oncology Study Group. Corrigendum: Correction of the Figure. Trends of stratified prostate cancer risk in a single Korean province from 2003 to 2021: A multicenter study conducted using regional training hospital data. Investig Clin Urol. 2023 Sep;64(5):514-516.

그림 5-2. 대구/경북지역에서 해당연도에 발견된 전립선암의 발견 당시 PSA

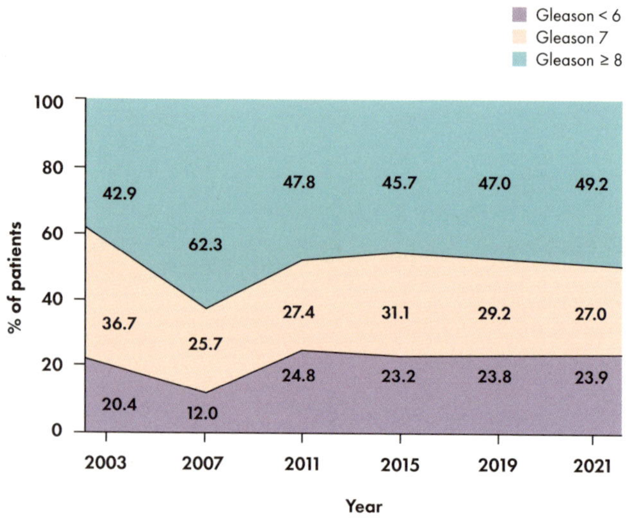

'가장 최근 조사년도인 2021년에도 전립선암 발견당시 글리손 점수가 8점 이상인 고위험도 전립선암이 49.2%로 전체의 절반을 차지하고 있다. 글리손 점수가 6점 미만인 경우는 23.9%로 전체의 1/4에 불과하다".

이 연구는 총 3,393명이라는 적지 않은 수의 환자들을 대상으로 하고 있다. 조사 결과 고위험도 암은 전체의 64%를 차지하고 있었고 저위험도 암은 13%에 불과했다. <그림5-1>과 <그림5-2>에서 소개한 대로 저위험도 암은 시간이 갈수록 점차 증가하긴 했지만 2019년 61.7%에 이르렀던 고위험도 암은 2021년에는 65.6%로 오히려 증가하였다. 즉, PSA검사가 보편화되거나 제도화되지도 않은 우리나라에서 전립선암은 현재까지 조사된 직·간접적인 자료에서는 미국과 전혀 다른 양상으로 나타났다. 여전히 고위험암은 가장 흔한 암이었고 저위험도 암은 전체 전립선암 환자의 1/10 정도였다. 2016년을 기준으로 대구 경북지역에서 50세 이상 남성의 PSA검사의 수검률이 대상 인구의 12.6%로 다른 지역보다는 다소 높았던 점을 감안하면, 2020년대 초반 대략 10%대 PSA검사율로 추정되는 우리나라 전체의 상황도 이와 유사할 것으로 추측할 수 있다.

- 저위험도 전립선암의 적극적 관찰요법AS을 증명한 대규모 무작위 대조군 연구들

이상에서 본 바와 같이 2020년대의 우리나라 저위험도 전립선암은 대략 전체 전립선암 중에서는 소수에 머무르고 있다. PSA검사에 대한 대중적인 인지도가 향상되고, 전립선 질환에 대한 사회적 관심도 자주 환기되고 있으므로 저위험도 암은 점차 늘어날 것이다. 전립선 비대증 증상의 발현으로 인해 PSA검사의 빈도가 집중된 고령자에서 특히 많아질 것이다. 이들 저위험도 전립선암은 현대의 여러 공인받은 진료지침들에서 적극적 감시AS를 우선적으로 권고하고 있음을 4장에서 살펴보았다. 어떠한 근거로 적극적 감시AS가 오늘날 저위험도 암에 대한 우선적인 진료지침으로 등재될 수 있었을까?

현대 사회에서 당대의 첨예한 의학적인 질문은 전문가 몇몇의 개인적인 견해가 아니라 과학적인 방식으로 수행된 임상 연구를 통해 그 답을 얻게 된다는 사실을 3장에서 밝혔다. 여러 종류의 연구 방법론 중 가장 많은 시간, 인력, 비용이 들어가는 연구로 그 권위를 인정받은 것은 무작위 대조군 연구(Randomized Clinical Trial, RCT)다. 첨예한 의학적인 주제에 대한 결론을 얻기 위해 많은 시간과 비용을 투자하여 얻어지는 무작위 대조군 연구RCT의 결론은 출판과 거의 동시에 여러 관련 전문가 단체를 통해서 파급된다. 이전에 알려진 지식과 다른 경우에는 진료 받은 환자에게 발생할 수 있는 피해를 막기 위해 신속하게 '진료지침'에 반영한다.

적극적 감시AS은 2010년대에 들어 미국에서 적극적으로 시행하기 시작하였다. 2012년부터 2016년 사이 미국 국가암등록에 드러난 저위험 전립선암에 대한 치료 패턴에 대한 조사에서 저위험암의 수술이나 방사선 치료와 같은 적극적 치료를 선택한 환자는 시간이 갈수록 줄고, 이 자리를 적극적 감시AS가 대체하는 경향을 보였다. 이러한 경향은 지난 10년 사이에 심화되고 있다.[8] 그럼에도, 실제 경향을 보여주는 보험자료를 이용한 분석에서는 2016년에도 여전히 많은 저위험도 암 환자들이 선택했던 방법은 고전적 치료로 나타났다. 두 배 정도의 환자들이 적극적 감시AS보다 수술이나 방사선 치료를 받았다. 이는 일반 대중들의 적극적 감

8. 출처는 아래의 논문

Chipollini J, Pollock GR. National trends in the management of low-risk prostate cancer: analyzing the impact of Medicaid expansion in the United States. Int Urol Nephrol. 2020 Sep;52(9):1611-1615.

시AS에 대한 두려움을 방증하고 있는 것이다. 바로 이 점에서 무작위 대조군연구RCT의 결과가 간절히 필요했다.

이런 기다림 끝에 2016년에 10년간의 관찰 기간을 거쳐 가장 인정받는 임상의학지인 NEJM[9]에 발표된 일명 ProtecT 연구는 대중의 이러한 불안을 불식시키는 결과를 보여주었다. 1,643명의 전립선암 환자에 대해 수술, 방사선 치료, 적극적 감시AS를 같은 비율로 시행하고 10년간 관찰했으나 전립선암으로 인한 사망률은 동일했다.[10] 이 연구는 전이가 없는 암을 대상으로 하였고 상당수의 환자가 저위험군으로 오늘날의 전립선암 환자군과 유사하였다. 하지만, 결과 발표 당시 위험도 분류risk-stratification에 대한 기술이 없어 고위험도 암일 경우 더 오랜 기간 관찰한다면 적극적 치료를 받은 환자들의 치료 성적이 더 좋을 것으로 기대할

---

9. New England Journal of Medicine, 3장에서 나온 바로 그 저널로 2021년 기준 impact factor는 무려 91.245점에 이른다.

10. 연구가 시작될 1999년 당시에는 지금 사용하는 active surveillance 대신 active monitoring이라는 용어를 사용했다. Hamdy FC, Donovan JL, Lane JA, Mason M, Metcalfe C, Holding P, et al.; ProtecT Study Group. 10-Year Outcomes after Monitoring, Surgery, or Radiotherapy for Localized Prostate Cancer. N Engl J Med. 2016 Oct 13;375(15):1415-1424

수도 있었다.

이 질문에 대한 대답은 바로 다음 해인 2017년에 같은 학술지인 NEJM에 발표된 일명 PIVOT 연구에서 얻어졌다. 이 연구에서는 좀 더 단순하게 수술을 한 사람과 안한 사람(관찰군)로만 구분하고 20년간 관찰했다. 731명의 전립선암 환자들의 사망률은 두 군에서 동일했다. 특히 관심이 되었던 고위험도나 저위험도에서는 두 군간의 차이가 없었다. 전립선암에 의한 사망률도 모두 동일했다.[11] 이 PIVOT 연구에서 관찰군은 말 그대로 수술을 하지 않은 군으로 오늘날의 적극적 감시AS과 개념적으로 다르다. ProtecT 연구 또한 적극적 감시군의 치료 시작 시점을 오로지 PSA값의 증가만을 기준으로 하고 있어 현재의 진료지침과 방법적인 차이가 있다. 그럼에도 두 연구 모두 저위험도 암일 경우 당장의 즉각적인 치료가 생존에 필수적인 조건은 아님을 공통으로 보여준다. 어떤 변화가 감지될 때 적극적 치료로 전환을 시도하는 적극적 감시AS는 오늘날 전립선암의 치료에서 가장

11. 연구의 이름인 PIVOT은 the Prostate Cancer Intervention versus Observation Trial의 약자. Wilt TJ, Jones KM, Barry MJ, Andriole GL, Culkin D, Wheeler T, Aronson WJ, Brawer MK. Follow-up of Prostatectomy versus Observation for Early Prostate Cancer. N Engl J Med. 2017 Jul 13;377(2):132-142.

인정받는 위치에 오르게 되었다.

유럽비뇨의학회European Urological Association, EAU는 이들 대표적 무작위 대조군 연구를 포함하여 2007년부터 2015년 사이에 발표된 주요한 적극적 감시AS의 임상결과를 요약하면서 2022년에 발표한 진료지침을 통해 적극적 감시AS의 10년간 총 생존율은 93%, 전립선암 특이 생존율은 99%로 보고하였다.[12] 미국에서 2021년까지의 치료 경향을 조사한 AQUA registry 연구는 미국 전역 206개 기관에서 8만여명의 환자를 대상으로 하였다. 적극적 감시AS는 2014년에 비해 두 배 이상 증가하여 저위험 전립선암 환자 중 60%가 시행하였다. 저위험도 암에서 수술적 치료는 2014년의 30%에 비해 약 절반으로 감소하였다.

12. 유럽비뇨의학회에서는 해마다 업데이트된 진료지침을 내놓고 있다. 참고한 2022년 전립선암 진료지침은 인터넷에 공개되어 있다.

본문에 삽입된 구절은 Table 6.1.2: Active surveillance in screening-detected prostate cancer의 마지막 줄을 요약한 내용. https://uroweb.org/guidelines/prostate-cancer/chapter/treatment

- 현실에서 적극적 감시AS의 성적은?

미국에서 만연한 개인주의적 라이프 스타일은 매우 비싼 수준의 의료비와 더불어 적극적 감시AS를 시행하는데 적절한 '심리적' 배경을 제공한다. 한국의 경우 명절 친지 모임에서 수술에 대한 조언을 듣고 적극적 감시AS에서 치료로 넘어간 사례를 종종 본다. 그러니 서구에서는 얼마나 오랫동안 이 전략이 유지되는가, 또 암의 성장에 대한 불안anxiety이 치료로 넘어갈 경우 얼마나 중요한 요소인지는 우리에게 타산지석이 될 수 있다.

여러 연구가 있으나 결과를 요약하면 불안anxiety은 서구인에게서는 적극적 감시AS에서 적극적 치료로의 전환에 크게 기여하는 요소가 아니었다. 5년 정도의 추적관찰 기간을 가진 연구들에서 암 자체의 변화가 아닌 불안anxiety에 의해 치료전략이 바뀐 경우는 전체 환자의 3.5-7%에 불과했다.[13] 실제 유지 기간은 대략 5년간 절반의 저위험도 전립선

13. 2021년 미국비뇨의학회American Urological Association, AUA annual meeting의 발표자료를 요약한 urotoday의 기사의 결론 부분 참조. https://www.urotoday.com/conference-highlights/aua-2021-program/aua-2021-prostate-cancer/131954-aua-2021-state-of-the-art-lecture-fear-and-anxiety-on-active-surveillance-for-low-risk-prostate-cancer.html

암 환자에서 적극적 감시AS를 유지할 수 있었다.

미국비뇨의학회의 공식 학술지인 『Journal of Urology』 최근호는 최근 5년간 캐나다에서 적극적 감시AS를 시행받은 8,541명의 환자의 실제 치료 성적을 보여준다. 이들 중 85%는 1년 후에도 수술이나 방사선 치료 없이 적극적 감시AS만 시행할 수 있었으나, 이 비율은 3년 후는 58%로 줄었다. 5년 후에는 절반의 환자에게서만 적극적 감시AS가 유지되었다. 나머지 절반의 환자들은 이 5년 동안 수술이나 방사선 치료를 받았다. 적극적 감시AS는 치료가 득이 되는 것으로 판단되는 순간이 올 때까지 적극적 치료를 연기하는 것이므로 나머지 절반의 환자들을 당장의 치료가 필요 없이 잘 유지되었다는 의미로 해석할 수 있다. 특히, 비교적 젊은 환자에게서는 적극적 치료의 전환율이 높았다. 고령의 환자들이 적극적 감시AS를 먼저 선택하는 경향을 보였다. 장·노년에서 발병율이 높은 우리의 현 상황과 비슷한 점이 많아 참조할 만한 대목이다.

이처럼 적극적 감시AS의 실제 성적은 문제의 근원을 직접적으로 해결하는 것이 아니므로 모든 환자에서 오랫동안 지속될 수는 없다. 그러나, 성 기능 측면에서 일정한 기능적 유예기간을 가질 수 있다는 점과 저위험도 암에서 즉

각적인 수술이나 방사선 치료가 반드시 필요하지 않다는 점에서 특히 상대적으로 젊은 환자에서는 매력적인 대안이 될 수 있다.

이러한 전망과 별도로 생물학적 측면에서 인종 간 차이가 존재하는 전립선암에서 과연 서양인에게 검증된 전략을 한국인에게 동일하게 적용할 수 있는가는 따져봐야 할 문제이다. 현재까지 우리나라에서 적극적 감시AS의 장기 성적을 보고한 연구는 아직 소수에 불과하다. 미국이나 캐나다의 경우 길지 않은 기간 동안 관찰 중인 환자들에서 많은 수가 적극적 감시AS의 지속이 가능하였다. 한국인이 얼마나 오래 유지할 수 있을 것인가에 대해서는 대한비뇨기종양학회의 주관으로 2019년부터 진행 중인 우리나라의 전향적 연구 결과가 한 가지 답변이 될 수 있을 것이다.

- 결론 : 외국의 최신 전립선암 진료지침에 나타난 적극적 감시 AS의 권고수준

적극적 감시AS는 전립선암의 완치를 기대할 수 있는 시점에 수술이나 방사선 치료 등의 적극적 치료를 전제로 한다는 점에서 기존의 대기관찰[14]과 결이 다르다. 불필요한 치료를 피하고 몸에 칼을 대는 치료를 최대한 연기함으로써 치료로 발생할 수 있는 부작용의 가능성을 줄이고 삶의 질을 유지하는 것이 목표이다. 반대로 암의 진행이 확인된 경우에 즉시 적극적 치료로 전환하여 완치할 수 있는 기회를 놓치지 않도록 하는 것이다.

이러한 논지는 진료 일선에서 가장 많이 사용하는 진료지침에 그대로 반영되어 있다. 2022년, 미국 비뇨의학회AUA American Urological Association에서 발간한 전립선암 진료지침에서는 저위험도 암에서는 환자의 우선적인 선택지로 적극적 감시AS만을 언급하고 있다. 매년 업데이트하는 유럽 비뇨의학회EAU European Urological Association도

14. watchful waiting, 치료를 가급적 하지 않는다는 의도를 가지고 현상 유지를 위해 관찰함을 말한다.

10년 이상의 여명이 기대되는 저위험도 전립선암에 대한 치료로써 적극적 감시AS를 가장 먼저 권장하고 있다. 암의 진행을 예방할 목적이거나 부작용의 발생이 납득 가능하다면 수술이나 방사선 치료를 할 수 있다고 언급하고 있다.

국제적으로 권위를 갖는 이 두 가지 진료지침 모두 전립선암에 대한 모든 종류의 적극적인 치료가 부작용을 초래할 수 있음을 명시하고 있다. 바로 이 점에서 적극적 감시 AS의 현재적 효용을 찾을 수 있다. 대한비뇨의학회에서도 전문가들이 오랜 논의 끝에 대한의학회의 공식 인준을 받은 전립선암 진료권고안을 2018년에 발간하였다. 저위험도 전립선암 환자를 대상으로 하는 적극적 감시AS에 대해, '기대 여명이 10년 미만인 초저위험도 및 저위험 전립선암 환자는 경과 관찰을 고려할 수 있다.'고 명기하고 있으며 가장 높은 신뢰도를 부여했다.

이상의 내용들은 이미 우리말로는 충분히 설명되었기에, 아래에서는 별도의 요약 없이 원문으로 그대로 소개하며 이번 장을 요약하고자 한다.

- **대한비뇨의학회(KUA) - 전립선암 치료 진료권고안(2018)**

- 기대여명이 10년 미만인 초저위험도 및 저위험 전립선암 환자는 경과관찰을 고려할 수 있다. (권고수준 A, 근거수준 Ⅰ)

• **미국비뇨의학회 (AUA) - Clinically localized prostate cancer: American Urological Association (AUA) / American Society for Radiation Oncology (ASTRO) Guideline 2022 endorsed by Society of Urologic Oncology (SUO)**[15]

- Clinicians should inform patients that all prostate cancer treatments carry risk. The risks of treatment, in particular to patients' urinary, sexual, and bowel function, must be incorporated with the risk posed by the cancer, patient life expectancy, comorbidities, pre-existing medical conditions, and patient preferences to facilitate a shared decision-making approach to management. (Clinical Principle)
- For patients with low-risk prostate cancer, clinicians should recommend active surveillance as the preferred management option. (Strong Recommendation; Evidence Level: Grade A)

---

15. 미국 비뇨의학과 (AUA)/ 미국 치료방사선 학회 (ASTRO)의 최신 진료지침, 출처는 아래의 홈페이지 참조. file:///C:/Users/USER/Desktop/Localized%20Prostate%20Cancer%20Guideline.pdf

• **유럽비뇨의학회 (EAU)** - EAU-EANM-ESTRO-ESUR-SIOG Guidelines on Prostate Cancer (2022).

- Inform patients that all active local treatments have side effects. (Strength rating: Strong)
- Offer AS to patients with a life expectancy > 10 years and low-risk disease. (Strength rating: Strong)
- Offer surgery and radiotherapy as alternatives to AS to patients suitable for such treatments and who accept a trade-off between toxicity and prevention of disease progression. (Strength rating: Weak)

6장

전립선암 수술의 명암(明暗)

비뇨종양 전문의들이 무조건 수술을 권장하지 않는 이유.

필자는 외과계 의사이다. 전문의 면허를 취득하고 거의 20여년 수술을 어떻게 더 빨리, 잘할 수 있을 것인가를 배우고 연습하고 연구해 왔다. 그 대상은 주로 로봇을 이용한 전립선 수술[1] 이었다. 이 수술을 본 고장인 미국에서 배우고자 펠로우[2] 라는 직함을 갖고 유학을 떠났던 것이 10년도 더 전이다. 최근 몇 년 동안에는 전립선암 로봇수술 분야에서 세 편의 교과서도 집필했으니 외과계 의사로서는 정통적인 경력을 거쳐왔다고 할 수 있다.[3] 지금까지의 논의는 이전의 기준으로 보면 이렇게 연마한 기술을 최대한 많은 분들에게 시술해서 암을 없애지는 못할망정, 수술의 대상인 사람들에게 도리어 수술하지 말자는 소리가 아닌가라고 오해할 수 있다.

---

1. Robot assisted radical prostatectomy, RARP라고 흔히 약자로 표현한다.

2. fellow, 과학 분야에서는 '연구원'의 의미로 사용된다.

3. 미국 연수 때의 인연으로 알게 된 전 세계에서 독창적이고 선도적인 로봇수술 분야석석학들과의 인연으로 인해 교과서 집필에 참여하게 된 것은 큰 영광이었다. 현재 출판된 두 교과서의 이름과 장은 아래와 같다. 아직 한 권은 집필 완료 후 출판 대기 상태이다.

Robotic Surgery (Springer 출판사, 2021), pp1059-1072. Key Elements for Approaching Difficult Cases During Urologic Robotic Surgery. YH Ko, J Cheon
Robotic Urologic Surgery (Springer 출판사, 2022), pp217-223. Techniques to Improve Urinary Continence Outcomes Following Robot-Assisted Radical Prostatectomy. B Rocco, A Martini, MC Sighinolfi, YH Ko

한편으로는 그렇지만 다른 한편으로는 아니다. 이전에 시행했던 전립선암 수술들이 주로 저병기 암에서 시행되었던 것이라면, 적극적 검사AS가 전면에 등장한 후에 시행하는 수술들은 주로 고병기에서 시행하기 때문이다.

아직 우리나라는 PSA 도입 역사가 길지 않은 데다 그마저도 '아는 사람만 알아서' 시행하고 있었기에, 이 검사의 기회가 적은 사람들에게 전립선암은 발견 당시에 전이가 일어났거나 고위험암 상태에서 발견될 경우가 많을 것으로 여겨진다. 예를 들어, 도시에 사는 사람들은 집이나 직장 근처에 병원들이 많기에 오가는 길에, 혹은 다른 검사를 하면서 PSA를 곁들여 검사해 볼 수 있는 기회가 주어진다. 배나 차를 타고 한참을 나가야 병원에 갈 수 있는 시골보다 검사의 가능성이 훨씬 높을 것이다.

필자는 바로 이점을 주목하여 지난 10년간 40세 이상의 성인 남성 중에 PSA검사를 받은 약 400만 명의 데이터를 분석하였다. 예상대로 전립선암은 읍·면·군 지역, 즉 시골에서 가장 많이 생기고 있었지만 환자 선별이라는 암 검사의 목표 달성을 위해 꼭 필요한 '반복적'인 PSA검사는 대도시에서 주로 이루지고 있었다. PSA검사의 시행률은 지자체별로 상당한 차이가 있었다. <그림 6-1>에서 나타난 대로 2006년에 비해 2016년의 PSA검사 빈도는 모든 행정구역에서 3배 이상 늘었지만, 제주도 거주자의 PSA검사를 서울 거주자의 절반에 불과했다.

그림 6-1. 2016년과 2006년의 우리나라에서 PSA검사 수검률

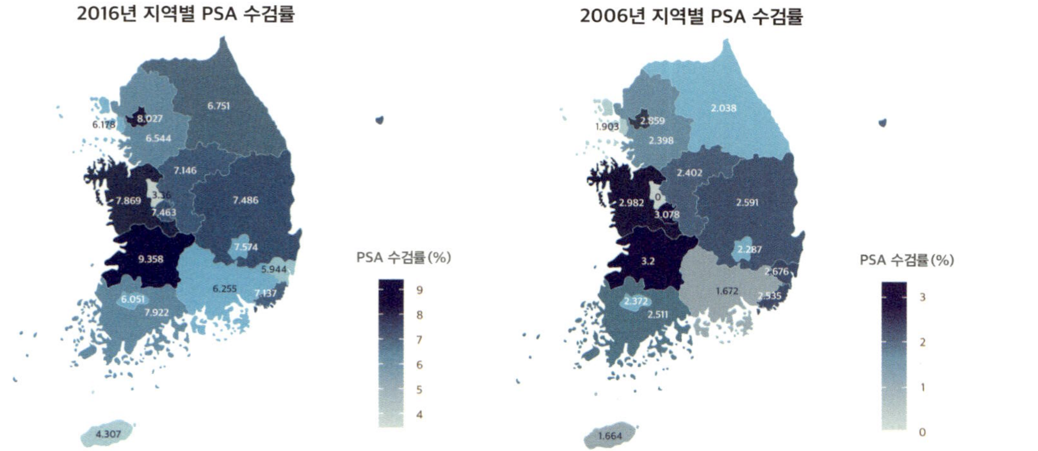

청색이 진해질수록 PSA검사를 받은 사람이 많은 지역이다. 2016-2016년까지 40세 이상의 남성 중 PSA검사를 시행받은 건강보험심사평가원의 자료를 저자가 분석한 것이다. 10년 전인 2006년에 비해 전국적으로 PSA검사의 빈도가 훨씬 늘었지만, 지역별로 상당한 격차가 발생하는데 두 해도 모두 서울에서 높았던 검사율은 전북을 제외하고 지방으로 갈수록 낮아지는 경향을 보였다. (자료출처 - Young Hwii Ko and Byung Hoon Kim. The Incidence of Prostate-Specific Antigen Test in a Country With a Limited Social Perception of Prostate Cancer 2006-2016: Disparities Manifested by Residential Area. Korean J Urol Oncol. 2022;20(1):43-51

이와 같은 이유로 PSA를 기반으로 발견되는 전립선암은 이미 많은 환자가 고위험도 상태에서 발견된다. 세계적으로 유래가 없는 수명 증가율의 갱신은 장·노년 인구의 증가로 이어지고 있기 때문에 수술을 필요로 하는 고위험 환자군들이 늘고 있다는 전망을 가능하게 한다.[4] 전립선암에 대한 수술은 이전의 저위험도 암에서 고위험도 암으로, 심지어 전이암으로까지 점차 그 적응증이 옮겨가고 있어 수술의 대

---

4. 노년층에게 암의 공격성이 증가한다는 여러 보고들은 2000년대부터 지속적으로 나오고 있다. 대표적인 문헌들로는 아래와 같으나, 노인에게 전립선암이 많아지게 되는 우리나라의 통계를 고려하면 이 현상이 문헌의 대상 연구 집단의 특성인지 일반적 경향인지 여부에 대해서는 논란의 여지가 있다.

Sun L, Caire AA, Robertson CN, George DJ, Polascik TJ, Malo-ney KE, et al. Men older than 70 years have higher risk prostate cancer and poorer survival in the early and late prostate spe-cific antigen eras. J Urol 2009;182:2242-8.

Brassell SA, Rice KR, Parker PM, Chen Y, Farrell JS, Cullen J, et al. Prostate cancer in men 70 years old or older, indolent or aggressive: clinicopathological analysis and outcomes. J Urol;185:132-7.

Dahm P, Silverstein AD, Weizer AZ, Crisci A, Vieweg J, Paul-son DF. When to diagnose and how to treat prostate cancer in the "not too fit" elderly. Crit Rev Oncol Hematol 2003;48:123-31.

Delongchamps NB, Wang CY, Chandan V, Jones RF, Threatte G, Jumbelic M, et al. Pathological characteristics of prostate cancer in elderly men. J Urol 2009;182:927-30.18. National Comprehensive Cancer Network.

상이 바뀔지언정 수술 자체가 가지는 중대성이 감소할 것으로 보이지는 않는다. 즉, 수술을 감수해야만 하는 고위험 환자에서 수술은 진행해야할 검증받은 치료로 받아들여진다.

전립선암에서 수술, 즉 근치적 전립선 적출술radical prostatectomy이라 불리는 '완치cure'를 목표로 한 수술의 역사는 생각보다 그리 오래되지 않았다. 첫머리에 소개한 왈쉬 교수Dr. Patric Walsh에 의해 현대적 전립선암 수술이 최초로 소개된 것은 1984년이었다. 골반의 매우 깊숙이, 주변 여러 장기 사이에 위치하여 수술적 접근 자체가 쉽지 않은 상황에서 수술 후 생기는 요실금에 대한 이해가 어느 정도 정립된 것도 비교적 최근의 일이다.

최초의 복강경 수술은 1991년, 최초의 로봇 수술은 2000년에야 시작되었다. 2002년, 한일 월드컵 무렵에 대형 병원들이 개복적 접근을 통해 시행하기 시작하던 무렵에 필자는 이 수술을 고년차 전공의로서 배우기 시작했다. 스승의 작업을 도와 드리기는커녕, 수술자의 손가락조차 잘 보이지 않는 좁은 시야에 당황했던 기억이 생생하다. 상황이 이러하다 보니 이 수술의 도입 초반에 시술받은 환자들에서 성적은 좋지 않았다. 오늘날 흔히 시행되는 로봇 수술은 사실상 다른 종류의 수술이라 할 수 있을 정도로 성적이 향상되었음에도 많은 환자가 수술을 꺼리게 된 한 원인이 되지 않았나 생각한다.

수술 후 부작용을 요실금으로 한정하면 오늘날은 수술의 목표가 한 달 이내에 패드를 사용하지 않는 것을 목표로 할 정도로 큰 제약은 아니다. 저자가 10년 전 미국에서 로봇 수술을 배우고 있을 때 미국의 스승이신 파텔 교수Dr. Vipul Patel에게 처음 받은 연구 주제 중 하나가 '어떻게 하면 조기, 즉 3개월 이내에 요실금이 해결될 수 있을까.' 였다는 것을 생각하면 격세지감이 든다. 반면, 초창기의 희망적인 보고와 달리 성 기능적 감퇴의 개선은 이십여 년이 지난 로봇 수술 시대에도 큰 변화는 없다. 그간의 여러 연구에도 불구하고, 성기능적인 면에서만 국한한다면 전립선암 수술 이전의 상황보다 호전되기는 어려울 것으로 보인다. 고유의 장기 상실로 인한 사정량의 감소나 사정 불능은 어떤 방법을 써도 해결할 수 없는 문제이다. 절정 시 요실금climacturia 등 이전에 경험하지 못했던 성생활과 관련된 불편도 일시적으로는 감내해야 한다.

이러한 제반 정황을 고려하여 이번 장에서는 현대적 수술, 특히 전립선암 수술의 90% 이상을 차지하는 로봇수술의 수술 후 성적과 실제 환자의 경과에 대해서 살펴보고자 한다.

- 전립선 적출술 후 발생하는 요실금, 21세기에도 여전히 문제인가?

전립선 수술 이후의 부작용에 대한 조사는 여러 가지 문제를 가지고 있다. 그중 가장 문제가 되는 것은 그간의 수 많은 논의와 필요성에 대한 오랜 지적에도 불구하고 아직 연구자들간에 어떤 방식으로 부작용을 측정할 것인가에 대한 합의가 없었다는 점이다. 이전 세대의 수술에서 환자들에게 가장 수술을 꺼리게 한 주원인이었던 요실금에 대해서도 마찬가지로, 로봇수술을 선도하는 수술자들은 패드, 즉 기저귀를 사용하지 않은 시점을 요실금이 극복된 기준일로 하지만, 하루 한 장 정도의 사용은 사실상 요실금의 회복으로 봐도 무방하다는 입장을 가진 전문의도 많다.

어떤 기준을 적용하던 간에 요실금 자체는 앞서 소개한대로 현대적 수술 기법의 확립과 해부학적 기능의 이해, 로봇수술 기구가 제공하는 손 떨림이 없는 고화질의 3차원 영상에 힘입어 더 정밀한 수술이 가능해짐으로써 이전 세대에 비해 큰 문제로 받아들여지지는 않는다. 대부분의 병원에서 3개월 이내에 일상적인 생활 수준에서는 요실금이 극복되고 있다. 이전 세대의 수술에서 비교적 흔했던 수술 부위의 좁아짐[5]이나 꿰맨 부분으로 소변이 새는 경우[6]는 로봇수술 시대에 들면서 각각 1% 미만의 확률로 발생이 줄었다. 수술자의 경험과 기술에 따라 조금 빨리 혹은 조금 늦게 극복되는가의 차이는 있을 수 있지만, 개복 수술 시대에 기준이 되었던 1년째 요실금 회복은 99%에 근접하고 있다. 따라서 사실상 요실금은 수술의 결정에 있어서 중요한 방해 요소로 취급되기는 어렵다. 여기에 더해, 수술 이후 골반저근 훈련 pelvic flow muscle training의 조기 시행과 요자제기전에 도움이 되는 약물인 SNRI[7] 계열의 약제 사용 등 이른 시기에 요실금 회복에 도움을 주는 기술들이 개발되면서 회복의 기간도 점차 단축되고 있다.

전립선암은 노인에게 대부분 발생하는 전립선 비대 증상을 동반하고 전립선 비대증은 나이에 따라 점점 심해지는 병이다. 저위험암이지만 소변 줄기가 가늘거나 잔뇨감 등의 증상이 심하면 수술로 인해 오히려 삶의 질이 호전될 수 있

---

5. 의학용어로는 '요도 협착'이라고 한다

6. 문합부 요누출

7. 세로토닌-에피네프린 재흡수 억제제serotonin-epinephrine reuptake inhibitor, 원래는 항우울제 성분이었지만 요도괄약근의 수축을 통해 요실금을 조기 회복시키는 기능이 최근에 확인되었다

으므로 심리적·육체적 부담이 크지 않다면 수술을 권장하는 이유가 될 수 있다. 요실금이라는 측면에서 국한하자면, 전립선이 제거된 상태에 대한 일시적인 적응 기간이 필요하지만, 전립선의 완전한 적출을 통해 전립선 비대가 근본적으로 소실되고, 현대적 수술 기법의 발전과 더불어 요실금은 1달~3달 사이의 기간에 대부분 극복된다.[8] 따라서 수술 결정시 요실금 발생 우려는 이전 시대와 달리 고령층 환자에게 큰 부담은 아니라고 할 수 있다.

---

8. 평생 전립선을 가지고 살아온 남성에서 수술 전후의 요실금 수준이 완전히 같을 수는 없고, 정의에 따라 수술 후 요실금의 성적은 상당히 다른 결과를 보인다. 많은 연구에서 요실금의 정의는 하루 1장 정도의 예방적 패드 정도로 정의되는데, 여기서는 이 정의를 따랐으나 노동이나 운동의 강도가 심해질 경우에는 괄약근만으로 완전한 요자제를 이루기 어려운 경우가 많다. 따라서 '실내 근무나 걷는 정도의 일상적인 활동에서' 에서라는 단서가 붙어 있다고 이해하는 것이 옳다.

- 요실금과 달리, 수술 이전과 확연히 달라지는 성생활의 문제

요실금과 반대로 개복 혹은 복강경수술 시대의 자료들에서 다소 낙관했었던 문제는 성 기능의 변화이다. 삶의 질은 많은 사람들에게 중요한 문제로 인식되고 있다. 이전과 달리 사생활의 존중, 자식 세대에 대한 의존 저하, 노인 인구의 증가 등과 맞물려 성생활에 대한 문제는 여러 부작용 가운데서는 점차 중요성이 커지고 있다.

여러 차례 설명했듯, 우리나라 전립선암 90%는 60대 이상에서 발견된다. 이 나이는 청춘을 바쳐 얻은 삶의 결실을 즐기면서 여유 있게 보내기를 갈망하는 시기이기도 하다. 더구나, 발기능의 감퇴는 나이가 들면서 공통으로 찾아오는 변화이다. 전립선 수술을 시행함으로써 그다지 '유효기간'이 많이 남지 않은 성기능조차 소실될 위험이 있다는 것은 가치관에 따라서는 당장의 수술을 미루거나 거부하는 중요한 이유가 될 수 있다.

로봇수술이 활성화되면서 이전에는 달성하기 어려웠던 수준의 미세한 신경 보존 조작이 가능하졌다. 이는 비아그라로 상징되는 발기부전치료제인 포스포디에스테라제 억

제제 PDE5 inhibitors 들의 새로운 용량 및 투여방식 개발과 맞물려 수술 후 성 기능 개선에 대한 낙관적인 전망을 이끌었다. 음경 재활penile rehabilitation이라는 개념하에, 수술 후 이른 시기에 투여하는 여러 종류의 발기부전치료제들이 경쟁적으로 임상시험에 착수하였다. 2010년대 중반에 이르자 이들 시험들이 대부분 약제를 사용하는 기간에만 효과가 있었고 약을 끊을 경우에는 발기 기능이 쇠퇴한다는 사실이 밝혀졌다. 약제만이 아닌 주사요법이나 진공흡입기의 복합적 사용으로 인해 어느 정도까지의 발기 능력 유지의 효과를 거둘 수 있다. 그러나 대부분의 임상시험들이 수술 전에 성기능이 왕성했던 비교적 젊은 사람들을 주 대상으로 이루어졌다는 점을 고려하면 수술 전에 이미 성 기능이 감소했거나 당뇨나 고혈압 등의 동반 질환이 흔한 노인에게서 수술 후 발기기능에 대해서 긍정적인 기대를 하기는 어렵다.

이런 점들을 종합적으로 고려하면, 실제 현실 임상에서 전립선암 수술 이후 발기기능의 유지가 가능한 환자들은 전체의 10-30%로 추정된다. 이러한 '현실적' 전망에 대해 수술 전에 환자와 충분히 상담하도록 오늘날의 진료지침들은 권고하고 있다.[8] 요실금과 달리 수술 후 성 기능의 회복은 많은 시간이 소요되어 2년 후까지 점진적으로 이루어진다.

비록 수술 후 1년내에 뚜렷한 개선이 없었다 하더라도 2년째에는 약 30%정도가 회복되는 것으로 알려져 있다.[10]

대부분의 전립선 수술 이후 성 기능의 복구에 대한 연구는 주로 수술 이전의 발기 상태에만 주목하고 있지만, 이외에도 성생활과 관련한 여러 불편이 있다. 진료실에서 수술 후 발기능이 이전과 동일하게 돌아왔다고 대답한 많은 환자도 성적 절정감이나 사정이라는 면에서는 수술 이전

---

9. 2010년대 초반까지 보고된 양호한 발기능 결과론 임상연구에 적합한 환자에게서 도출된 수치. 즉 나이가 젊고 수술 전 성기능이 왕성했으며 양측성 신경보존술이 가능할 정도의 수술이었다는 점을 감안하면, 점점 고령 및 고위험암에서 수술이 진행되기 시작한 2010년대 후반의 연구들에서 전립선암 수술 후 발기능의 보고는 상대적으로 떨어진다. 임상 연구와 실제 환자들 사이의 차이를 지적한 대표적 문헌들은 아래와 같다.

Salonia A, Adaikan G, Buvat J, Carrier S, El-Meliegy A, Hatzimouratidis K, 등. McCullough A, Rehabilitation After Treatment For Prostate Cancer-Part 2: Recommendations From the Fourth International Consultation for Sexual Medicine (ICSM 2015). J Sex Med. 2017 Mar;14(3):297-315.

Sridhar AN, Cathcart PJ, Yap T, Hines J, Nathan S, Briggs TP, Kelly JD, Minhas S. Recovery of Baseline Erectile Function in Men Following Radical Prostatectomy for High-Risk Prostate Cancer: A Prospective Analysis Using Validated Measures. J Sex Med. 2016 Mar;13(3):435-43.

10. 비뇨의학계열 저널 중에서 가장 높은 신뢰도(impact factor 17.581점)를 가진 European Urology에 보고. Mandel P, Preisser F, Graefen M, Steuber T, Salomon G, Haese A, Michl U, Huland H, Tilki D. High Chance of Late Recovery of Urinary and Erectile Function Beyond 12 Months After Radical Prostatectomy. Eur Urol. 2017 Jun;71(6):848-850.

과 달라졌음을 호소하곤 했다. 이런 증상들은 전립선의 적출이라는 외과적 행위에 의해 초래되었기에 시간이 갈수록 익숙해지고 점차 호전되지만, 현재까지 뚜렷한 치료법은 정립되어 있지 않다.

성생활이라는 지극히 개인적이고 주관적인 영역에서, 제3자에 의해 온전한 평가를 수행하고 이를 근거로 특정한 치료법을 찾아낸다는 것은 매우 어려운 일이다. 의료의 눈 부신 발전에도 불구하고, 아직 우리는 노화라는 성생활의 유지에 가장 부정적인 영향을 미치는 요소를 없앨 방법을 찾지 못했다. 따라서 전립선암 수술에 임할 때는 환자가 얼마나 성생활에 대한 미련이 있는지를 충분히 상담해야 한다. 이를 바탕으로 치료 방법, 수술 여부, 수술 시기를 조율하려는 노력이 필요하며, 수술 이후의 상태에 대해 '현실적'인 기대를 의사와 환자가 공유하는 것이 중요하다. 많은 대학병원에서 시행되는 3분 진료로 인해 개인적 은밀성이 보장되는 상담이 쉽지 않다. 우리나라의 보험 체계의 현실적 한계다. 그럼에도 불구하고 인간의 기본적 욕구에 대한 문제를 다룸에 있어 의료진과 환자 모두 문제를 밝히고 대안을 내어놓기 위해 노력해야 할 것이다.

- 수술 후 노인 환자의 빠른 정상 생활 복귀를 가능케 하는 최신 수술기법들

왈쉬 교수Dr. Patric Waslsh의 수술법이 전립선암 수술 분야에서 엄청난 수준으로 향상을 이룬 것도 벌써 40년 전의 일이 되었다. 이 기간 동안 보편적인 외과 수술의 방법으로 받아들여진 개복 수술은 복강경 수술을 거쳐 로봇수술로 바뀌었다. 최소 10cm 정도의 넓은 절개창이 필요하던 때에 비해 1cm 미만의 몇 개[11]의 구멍만을 내고 수술을 하게 됨으로써 통증이 줄고 회복이 빨라졌다. 이러한 복강경과 로봇수술을 개복수술에 대비하여 최소침습적 수술minimal invasive surgery방법이라고 부른다.

최근에는 그동안 이들 최소침습적 수술에서 보편적으로 필요로 하던 6개의 구멍마저도 줄이기 위한 시도가 이어지고 있다. 2018년에 미국의 Intuitive surgical사에서 선보인 4세대 로봇수술기구인 단일공 수술 로봇single port robot은 그 흐름의 최신판이다. 잘라낸 전립선을 몸 밖으로 내기 위한 최소한의 구멍인 2.5cm의 구멍 하나만을 이용하여 모든

11. 보통 전립선암 수술에서는 6개의 구멍을 사용한다.

수술 과정을 시행한다. 손가락 한마디 정도, 그나마도 흉터가 잘 보이지 않도록 배꼽의 바로 아래쪽에 만드는 작은 구멍을 이용하여 수술을 시행한다. 기존에 비해 환자의 만족도를 높일 수 있으며 외과 의사들에게는 꿈과 같은 수술기구가 현실화되었다. 이 로봇 수술기구는 2023년 현재 국내 10여 개의 의료기관에서 도입되어 운용 중이다. 기존에 여러 개의 구멍이 필요하던 로봇에 비해 조작체계가 다소 다르므로 이 수술을 배우는 의사 입장에서는 새로운 기술 인증[12]과 능숙한 조작을 위한 전체 수술 참여 의료진의 숙련이 필수적이다. 그래도 환자의 입장에서는 동일한 수술을 훨씬 덜 불편한 방법으로 시술 받을 수 있는 길이 열린 것이다.

필자는 운 좋게도 2019년에 미국 연수 시절의 은사인 파텔 교수Dr. Vipul Patel가 당시 미국에서도 몇 대 없던 이 단일공 로봇 수술기구로 전립선암 수술을 집도하는 것을 수술실을 방문하여 접했다. 바로 이듬해에 현재 근무하는 병원에 도입했는데, 운용한지 일 년이 더 경과한 현재 전립

12. 우리나라를 비롯하여 전 세계적으로도 로봇수술을 시행하기 위해서는 해당 의사가 동물실험과 시뮬레이션 등을 통해 안전교육을 이수했음을 증명하는 일종의 '인증 프로그램'을 완수해야 한다.

선암 수술의 상당수를 단일공 수술 로봇을 이용하여 시술하고 있다. 특히, 전립선암 수술 분야는 미국에서 배웠던 방식이 아닌 복강외 접근[13] 방식으로 대부분의 수술을 시행하고 있다. 아직 표준으로 인정받기 위해서는 더 많은 데이터가 필요하긴 하지만, 이 방식을 도입하고 나서 대부분의 환자가 다음날 정상적 식사를 시작할 수 있었다. 보통은 수술 5일째에 봉합으로 인한 상처가 어느 정도 아문 후에 시행하는 도뇨관 제거와 퇴원 시점에서는 통증이 경미하여 환자의 만족도가 매우 높았다. 입원 중 소독이 필요 없고 퇴원하는 날 바로 샤워가 가능한 점 등은 수술 시에 의사에게는 약간의 불편감이 있더라도 의료인으로서 보람이 배가되는 방식이었다.

약 20여 년간 전 세계에서 로봇수술 시장을 독점적으로 선도한 Intuitive surgical사 이외에 수 많은 회사가 로봇수술 시장에서 새로운 제품을 선보이고 있는 것도 환자 입

13. extraperitoneal approach : 창자가 머무르는 공간을 복강이라고 한다. 전립선은 복강이 아닌 복강의 바깥쪽에 자리 잡고 있다. 굳이 의도치 않게 창자를 건드리지 않는 접근법을 통해 이전의 외과수술을 시행 받은 환자들도 수술 시간과 합병증의 발생 가능성을 줄일 수 있는 매력적인 대안이 될 수 있다.

장에서는 호재라 할 수 있다. 현재 운용 중인 로봇 수술기구의 한계를 넘어서 더 작은 구멍, 더 작은 흉터, 더 짧은 시간에 덜 불편하게 수술을 받을 수 있게 하는 여러 아이디어들이 치열하게 경쟁 중이다. 이미 올해부터 두 개의 회사에서 상업용 로봇수술 기구를 출시하여 그간의 독점 체제가 깨졌다. 우리나라와 일본을 비롯한 여러 나라에서 로봇수술기구를 선보이는 회사가 늘어나고 있다.

이러한 현실에서 미래 수술의 모습을 가늠해 보는 것은 그리 어렵지 않다. 오랜 입원 기간과 마취에서 깨는 순간의 통증, 오랜 재활 기간과 그동안 직장 활동과 즐기던 취미에서의 단절을 의미했던 수술은 이전 시대와 달라졌다. 일주일 정도면 정상 생활로의 복귀를 의미하는 정도로 환자가 감내하는 부담은 줄어들었으며, 앞으로도 더 줄 것이다.

- 수술에 있어서 나이의 제한은 있는가

우리나라의 평균 수명은 매년 기록을 경신하고 있다. 그동안 관용적 수식어라고만 생각했던 소위 '백세시대'가 가까워지고 있다. 출생연도를 확인하지 않고서는 도저히 그 나이라고 믿기 어려운 건강 상태를 유지하고 계신 장·노년들이 늘고 있다. 4장에서 전립선암의 수술을 결정하기 위해서는 최소 10년간의 생존 기간의 이득이 필요하다는 학계의 경향을 설명한 바 있다. 지속적으로 평균 수명이 늘어나고 있는 사실을 고려하면, 수술로 인한 여러 이점이 많은데도 나이로만 그 시기를 제한해서는 필요한 환자에서 적절한 의료를 제공하지 못하게 되어서는 안 된다고 본다.

창립 100년 이상의 역사를 자랑하는 세계 최고의 비뇨의학 전문 학술단체인 미국 비뇨의학회지의 최신 호에 실린 기사 중 필자의 눈길을 끌었던 논문 중 하나는, 2022년 12월호에 실린 left-digist bias에 대한 연구였다. 나이의 첫 자리 수가 바뀌는 때, 특히 69세에서 70세로 넘어갈 때 전립선암의 공격성과 관계없이 전립선암에 대한 치료로 수술보다 방사선 치료 방법을 우선적으로 권고한다는 보고였다.[14] 2021년 미국 남성의 평균 수명은 약 74세 정도로 우리나라보다 7년 정도 짧다. 이런 평균 수명을 감안하여 이전에는 75세 정도를 전립선암 수술의 한계 나이로 보는 시각이 우세했다. 하지만 의학 기술의 발전에 힘입은 비침습적 수술의 보편화로 수술성적이 향상되고 환자가 받는 수술적 부담이 줄어들면서 굳이 나이 제한을 할 필요가 있을 것인지에 대한 시각이 생겨나고 있다. 이런 관점에서 수술가능한 건강 상태를 표준화한 시도가 4장의 <표 4-3>에서 설명한 G8 점수이다. 이는 보편적 사용이 권장되는 검증된 방법이므로, 나이만으로 인해 수술 가능 여부를 판단하는 시대는 저물어 가리라고 생각된다.

---

14. 1902년 창립된 미국비뇨의학회(American Urological Association)는 명실공히 가장 오래되고 전문적인 파급력을 미치는 비뇨의학 계열의 학술단체이다. 공식 학회지로 Journal of Urology를 매월 발간 중이다. 관련 논문은 2022년 12월호에 발간된 아래의 자료 참조.

Aaron Brant, Patrick Lewicki, Xian Wu, Christina Sze, Jeffrey P Johnson, Spyridon P Basourakos, Camilo Arenas-Gallo, Daniel Shoag, Christopher E Barbieri, Nicholas G Zaorsky, Jonathan E Shoag Impact of Left-Digit Age Bias in the Treatment of Localized Prostate Cancer. J Urol. 2022 Nov;208(5):997-1006. doi: 10.1097/JU.0000000000002857. Epub 2022 Jul 28.

- 방사선 치료 이후 발생할 수 있는 부작용: 수술인가 방사선 선택시 주요 고려 요소

마지막으로, 수술과 더불어 비전이성 전립선암 치료의 양대 산맥인 방사선 치료에 대해서 언급하고자 한다. 오늘날 방사선 치료는 이전 세대와 달리 3차원적으로 목표물을 타격함으로써 인접한 주변 장기에는 가급적 방사선이 전달되지 않거나 최소화 하는 방법을 사용한다. 현시점에서는 이전 세대의 방사선 치료가 가지는 단점들이 많이 극복되었지만, 몸 안에 대상 장기를 그대로 두고 서서히 사멸시키는 치료의 특성상 외과적으로 대상 장기를 완전히 몸 밖으로 없애버리는 수술에 비하여 장기적으로 합병증이 발생할 가능성이 있다.

수술이냐 방사선이냐, 비슷한 성적을 가지는 두 방법을 비교할 때 필자가 가장 우선시하는 것은

- **암이 얼마나 공격적인가?**
- **전립선 비대 증상이 얼마나 심하게 있는가?**

의 두 가지이다.

공격적인 성향의 암을 대할 때 현대의학이 선택하는 전략은 다학제적 접근multidisciplinary approach 이다. 쉽게 말해 서로 다른 여러 방법을 약간의 시차를 두고 모두 사용하는 것이다. 2000년대 초까지 전립선암의 치료는 병기에 따라 2기에서는 수술, 3기에서는 방사선 치료, 이런 식으로 특정 병기stage에서 한 가지 치료만이 주된 방안으로 사용되었다. 반면, 고위험 암에 대한 현대적 전략은 먼저 호르몬 제제를 써서 수술을 쉽게 하고, 가급적 신경을 보존하면서 수술을 시행하며, 수술 이후 생화학적 재발이 PSA검사에서 발견되면 6개월 정도 호르몬 치료와 함께 방사선 치료를 하는 식이다. 이전에는 4기에 사용했던 호르몬 치료와 3기에서 주로 사용했던 방사선을 2기에서 주로 사용했던 수술과 함께 사용하는 방식이다.

일반적으로 방사선 치료를 먼저 해 버리면 이후의 수술은 매우 어려워진다. 그뿐만 아니라 요실금 등 기본적인 목표의 달성률도 심각하게 훼손되어 환자의 삶의 질이 나빠질 위험이 있다. 반면, 수술을 먼저 한 이후의 방사선 치료는 일 년 정도의 후에는 삶의 질에 큰 영향을 미치지 않는다.[15]

15. 수술 후 이른 시기에 방사선 치료를 시행하면 요실금이 재발하고 배뇨 증상이 악

그러므로 만만찮은 공격적인 암을 상대할 경우, 우리가 사용할 수 있는 비장의 카드인 방사선 치료를 남겨둔다는 의미에서 저자는 먼저 수술을 권고하곤 한다.

혈뇨, 혈변, 전립선 비대증상의 악화 등이 방사선 치료의 대표적인 한계점들이다. 하지만 방사선 치료가 수술에 비하여 가지는 가장 큰 장점은 수술을 피할 수 있다는 점이다. 수술에 적합하지 않은 여러 요건, 예컨대 나이, 동반질환, 보험, 간병제공자, 마취적합도 등의 문제가 동반된다면, 혹은 수술 자체에 대한 심리적 불안이나 공포가 있다면, 방사선 치료를 우선하여 권고할 수 있다. 오랫동안 증명되어 안심하고 사용할 수 있는 무기이기 때문이다. 수술과 방사선 치료에서 이러한 서로 다른 특성들을 지니고 있기에 최종 결정에 이르기까지 의료진과 충분한 시간을 두고 상담이 이루어져야 한다.

화될 수 있다.

요약과 결론

PSA검사 보편화의 시대,

장차 늘어날 저위험도 전립선암에 대비하여

적극적 감시에 대한 사회적

관심과 환기를 기대하다.

1983년부터 암은 한국인 사망의 가장 흔한 원인이 되었다. 2020년에 출생한 아이가 향후 암으로 사망할 확률은 20.7%로, 심장질환(11.7%), 폐렴(9.1%), 뇌혈관질환(7.9%) 등 다른 주요 사망 원인을 크게 앞서고 있다. 기대수명 또한 암이 제거된다면 3.6년 증가하게 되어 심장질환(1.4년)이나 폐렴(0.9년)의 제거시보다 기여도가 높다. 특히 2021년 현재 우리나라의 남성의 기대수명은 80.6년으로 여성의 86.6년보다 짧다. 게다가 기대수명까지 생존할 경우 암에 걸릴 가능성은 39.6%로 여성의 33.8%에 비해 높다. 암사망률 또한 26.4%로 15.9%인 여성에 비해 크게 높아 향후 고령화 시대에 대비하여 남성 암의 치료 성적 개선을 위한 제도적, 정책적 노력이 필요하다.[1]

20세기의 한국 남성에서 암 발생과 사망을 주도한 병들은 위암, 대장암, 간암 등의 소화기계 암이었다. 하지만, 21세기 중반까지 평균 수명의 지속적인 증가와 더불어 전립선암의 발생률과 유병률은 점차 늘어날 것이 확실시된다.

---

1. 2020 대한민국 생명표 보도자료. 2021년 12월 1일 게시. https://kostat.go.kr/portal/korea/kor_nw/1/6/9/index.board?bmode=read&bSeq=&aSeq=415300&pageNo=1&rowNum=10&navCount=10&currPg=&searchInfo=&sTarget=title&sTxt=

우리나라의 전립선암 생존율은 2000~2004년 76%에서 2018년 94.1%까지 증가하고 있으나, 미국의 98.9%나 일본의 97.5%에 비하면 상대적으로 낮다. 특히, 국가암검진 사업 대상인 위암, 대장암, 간암, 자궁경부암, 폐암의 5년 생존율이 미국, 영국, 일본 등에 비해 월등하게 우수한 점을 감안하면 이 현상은 아직 전립선암 선별검사가 시행되지 않고 있다는 사실과 무관하지 않다. 선별검사를 통한 조기 발견이 지연되어 암이 진행된 이후에 발견되는 환자가 많고, 이는 전립선암의 발생률은 낮으나 고위험암이 많은 독특한 현상이 한 원인이 된 것으로 보인다.

전립선암의 선별검사로 80년대부터 사용되기 시작한 PSA 검사는 나라마다 다른 의료보험체계와 이로 인한 PSA 검사 빈도 차이 등 복잡한 변수들 때문에 '조기발견이 사망률의 감소로 이어질 수 있는가?'에 대한 논란이 제기되고 있다. 90년대 초반에 시작된 두 개의 대규모 무작위 대조군 연구randomized control trial인 미국의 PLCO와 유럽의 ERSPC의 결과가 불일치를 보였다. 이에 대해, 미국예방서비스전담팀US Preventive Service Task Force, USPSTF은 사망률 감소에 기여한 바가 거의 없으므로 모든 연령층에서 PSA 선별검사를 권고하지 않는다고 2012년에 발표했다. 하지만 2018

년에는 '55~69세의 남성에서는 환자 개인별로 선별검사의 이해득실을 평가하여 필요에 따라 검사를 시행하도록' 수정했다. PSA검사에 대한 이런 부정적인 평가는 비교적 최근에야 PSA검사율이 늘기 시작한 아시아권 국가의 전립선암 진료에는 좋지 않은 영향을 미치고 있다. 특히, 우리나라에서 전립선암은 20년 사이 10배가 늘어났고 미국에 비해 전이암과 고위험암이 많다. 따라서 PSA검사의 확대가 없다면 전립선암으로 인한 암사망률 증가로 이어질 가능성이 높다.

치료라는 관점에서 전립선암이 다른 암들과 구분되는 점은 PSA값, 병기stage, 글리슨 합계점수Gleason sum라는 지표들을 이용하여 저위험도, 중간위험도, 고위험도 암으로 나눈다는 것이다. 저위험도 암에서는 적극적 감시active surveillance를, 그보다 높은 위험도에서는 수술이나 방사선치료를 우선하여 진료지침에서 권고하고 있다. 아직 PSA검사가 보편화되지 않은 한국에서는 특히 고위험암이 더 많을 것으로 추정된다. 그러나, 선별검사의 시행과 더불어 저위험도 암이 점차 늘어날 것으로 예상되고 고령 환자의 증가와 적극적 감시active surveillance는 전립선암 관리에서 중요한 사회적 전략이 될 것으로 보인다.

적극적 감시active surveillance, AS는 삶의 질 보존을 위해 의학적으로 반드시 필요하지 않은 치료를 뒤로 미루자는 것이므로 근본적 해결책이 될 수는 없지만, 그 효용성이 무작위 대조군 연구들을 통해 검증된 바 있다. 서구에서는 저병기 전립선암 환자의 상당수에게 현재 표준적인 방법으로 시행되고 있다.

적극적 감시AS는 당장의 적극적 치료보다 치료 시작 시점이 늦지 않도록 관찰하는 방법이다. 이 전략으로 지난 5년간 약 절반 정도의 환자들에서 당장의 치료를 회피할 수 있었고 그로 인해 현재의 삶의 질을 보존할 수 있었다. 그러나 질환의 진행이 관찰될 경우나 고위험 암일 경우 수술적 조치는 주저없이 시행되어야 한다.

기존의 개복이나 복강경 수술을 대신하여 현대적 수술 기법으로 시행하고 있는 로봇수술에서는 요실금의 회복과 성 기능의 보존이 이전 방식에 비해서 상당히 용이해졌다. 노령의 환자에게서도 덜 침습적인minimal invasive surgery 수술을 안전하게 시행할 수 있게 되었다. 그럼에도, 수술 후 사정 기능의 상실이나 방사선 치료 후의 배뇨 증상의 악화와 같은 치료 방법이 가지고 있는 고유한 부작용들에 대해서 치료의 결정 전에 환자와 충분히 상의하여야 한다.

<표 결론 - 1> 2020년 전립선암의 국가별 연령 보정 유병률.

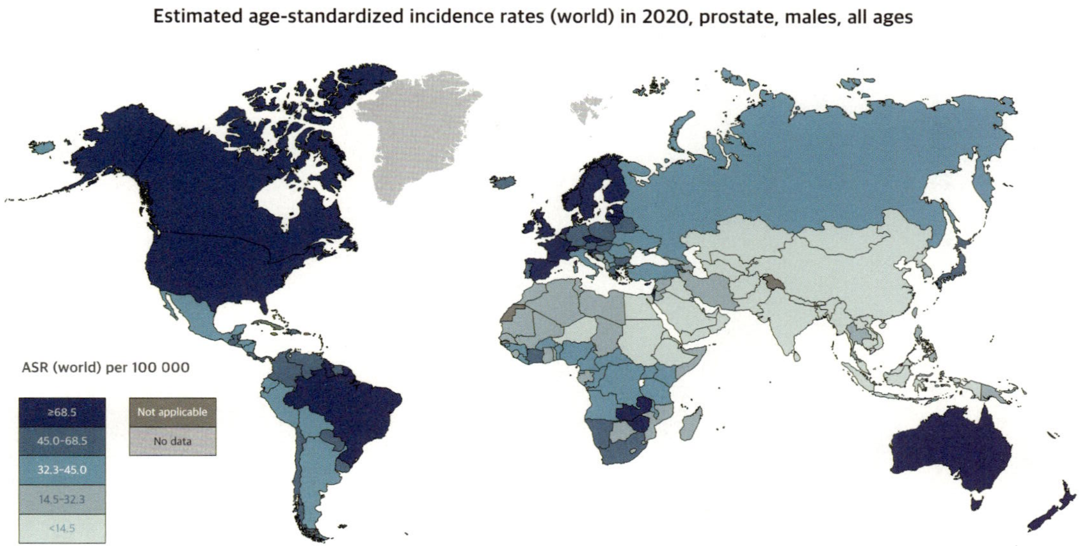

짙을수록 전립선암이 우세한 지역이다. 일본에서 전립선암은 2016년부터 남성 암 1위였으며 우리나라에서도 전립선암의 빈도는 점차 증가하고 있다. (자료출처 - GLOBOCAN 2020 Graph production: IARC(http://gco.iarc.fr/today) World Health Organization

전립선암이 주요한 암으로 부상하면서, 나날이 새로운 치료법이 계발되고 있고 우리나라에서도 의료현장에서 이용할 수 있는 옵션들이 점차 많아지고 있다. 수술 전에 사용할 수 있는 약물들, 전이암에서도 사용될 수 있는 새로운 기전의 약제들, HIFU나 냉동치료와 같이 고전적인 수술을 사용하지 않고 전립선의 대부분을 보전할 수 있는 기법들, 중입자 치료를 필두로 한 새로운 방사선 치료기법의 도입 등이 그것이다. 치료법들이 많아지면서 더욱 중요하지는 것은 환자들과 의사 간의 충분한 상담과 공감대의 형성이다. 더욱이, 당장 치료를 하지 않는 적극적 감시를 이용할 경우에 환자가 가지고 있는 현실적 기대와 의료현장에서 제공할 수 있는 서비스 간의 간격을 극복하는 노력은 더욱 절실해진다. 대부분이 장년이나 노인에서 발견되는 이 질환의 특성상, 특정한 수술을 결정할 경우에도 이후의 상태에 대한 이해의 수준을 현실화시킬 필요가 있다.

그러므로, 필자의 경험상 가장 중요한 것은 치료 결정 전의 충분한 정보와 이를 공유할 수 있도록 하는 현실적인 의료 여건이라 생각한다. 이 책은 '적극적 감시'라는 환자에게는 다소 생소할 수도 있는 치료법을 중심에 두고 2023년 시점에서의 전립선암 치료의 경향을 다루고자 하였다. 3분 진료로 대표되는 실제 현실 속에서 이러한 방대한 내용을 환자 및 보호자와 나누기엔 충분치 못하고 이를 완화하거나 법적인 보완성을 제공하는 제도적 장치 또한 아직은 부재하다. 부디, 이 책을 통해 이 질환을 가지고 대학병원 진료실의 문을 두드렸으나 충분히 풀지 못한 갈증들을 조금이나마 해소하는데 도움이 되었기를 바라고 머지않은 장래에 적극적 감시가 제도권 내에서 안전하고 보호받는 치료 옵션이 되도록 우리나라의 보험제도가 하루빨리 정비되기를 고대한다.